Helga Heller-Waltjen

Ganzheitliche Kosmetik

aethera®

die heilenden Kräfte im Menschen stärken,
die Bildung des eigenständigen Urteils unterstützen,
die Initiativbereitschaft von Patienten und Verbrauchern fördern.
An der Herausgabe des aethera-Programmes wirken mit:
der Verein für Anthroposophisches Heilwesen,
die Heilmittelfirma Weleda, die Gesellschaft Anthroposophischer Ärzte
und die Medizinische Sektion am Goetheanum.

Über dieses Buch:
Zur echten Naturkosmetik gehört mehr, als daß Kosmetikprodukte ein paar Bestandteile pflanzlicher Herkunft enthalten. Helga Heller-Waltjen präsentiert die ganze Palette der wahren Naturkosmetik. Auf der Basis ihrer vielfältigen Berufsausbildung und -erfahrung vermittelt die Autorin die Kriterien, auf die es ankommt: reine Naturprodukte, höchste Qualitätsstandards für Rohstoffe und Verarbeitung, ein ganzheitliches Natur- und Menschenverständnis.

Über die Autorin:
Helga Heller-Waltjen lebt mit ihrer Familie in Schwäbisch Gmünd. Ausbildung zur Drogistin, Fortbildungen und Zusatzqualifikationen auf medizinischem und pädagogischem Gebiet. Gleichzeitig weitere Berufsausbildungen, u.a. zur Kosmetikerin, Reformwarenfachfrau und Pharmareferentin. Durch das Kennenlernen der Anthroposophie ergaben sich vertiefende Gesichtspunkte. Zuerst Tätigkeit als Filialleiterin und später im eigenen Geschäft; ausgedehnte Referenten- und Autorentätigkeit. Langjährige, selbständige Tätigkeit als Schulungsleiterin für Kosmetik und Körperpflege, einschließlich vielfältiger Vortrags- und Seminartätigkeit im In- und Ausland und Mitwirkung bei Produktentwicklungen.
Im Herbst 1999 erscheint eine weitere Publikation mit dem Titel «Ganzheitliche Körperpflege», die das vorliegende Buch sinnvoll ergänzt.

Helga Heller-Waltjen

Ganzheitliche Kosmetik

Der Ratgeber aus anthroposophischer Sicht

aethera®

***Haftungsausschluß*:**
Die im Buch veröffentlichten Ratschläge wurden von der Autorin sorgfältig erarbeitet und geprüft. Eine Garantie für die Wirksamkeit der Ratschläge und die Beschaffenheit und Wirkung der empfohlenen Produkte kann jedoch nicht übernommen werden. Ebenso ist eine Haftung von Autorin und Verlag und dessen Beauftragten für Personen-, Sach- und Vermögensschäden ausgeschlossen.

Von der gleichen Autorin erscheint im Herbst 1999 ein weiteres Buch mit dem Titel *Ganzheitliche Körperpflege:* Haarpflege, Mund- und Zahnpflege, Fuß- und Beinpflege, Bäder, Massagen und Öle.

Für Fragen an den Verlag oder den Autor benutzen Sie bitte
die dem Buch beiliegende Antwortkarte.

1. Auflage 1999
aethera im Verlag Freies Geistesleben & Urachhaus GmbH
Landhausstr. 82, 70190 Stuttgart
Internet: www.aethera.de
ISBN 3-7725-5003-7

Druck: Offizin Chr. Scheufele, Stuttgart

INHALT

«Wenn wir einem schönen Bild,
einer schönen Erscheinung,
einem schönen Menschenkind begegnen,
so fühlen wir uns bewegt und beschwingt;
wir empfinden uns erhebend beglückt und beschenkt …
Es ist so, als wenn eine innere Saite berührt wird,
die mit dem Gesehenen, mit dem Gehörten,
dem Erlebten in einem harmonischen Akkord schwingt.»

Dr. R. A. Eckstein

Wo sich Welt und Ich begegnen

Der bedeutende Arzt der Goethe-Zeit Christoph Wilhelm Hufeland schreibt in seinem 1796 erschienenen Buch *Makrobiotik oder die Kunst, sein Leben zu verlängern* in dem Kapitel über Reinlichkeit und Hautkultur: «Wir müssen nämlich unsere Haut nicht bloß als einen gleichgültigen Mantel gegen Regen und Sonnenschein betrachten, sondern als eines der wichtigsten Organe unseres Körpers, ohne dessen unaufhörliche Tätigkeit weder Gesundheit noch langes Leben bestehen können und dessen Vernachlässigung eine Quelle unzähliger Krankheiten und Lebensabkürzungen geworden ist.» Die Haut sei ferner der Sitz des allgemeinen Sinnes, des Gefühls, das uns «vorzüglich mit der umgebenden Natur, insbesondere der Atmosphäre, in Verbindung setzt».

Auch für Paracelsus ist die Haut das wichtigste Organ, das dem Menschen erst das Selbstverständnis vermittelt, daß er sich als Mikrokosmos in dem ihn umgebenden Weltall, dem Makrokosmos, befindet.

Kosmos: Ordnung und Schönheit

Das griechische Wort «Kosmos» (für Schmuck, Ordnung, harmonisch geordnete Welt, Weltall) ist abgeleitet von «kosmein», das schmücken und anordnen bedeutet. Kosmos als der Inbegriff von Weltschöpfung und als das Urbild aller Ordnungen und Harmonien, aus dem alle Welten- und Menschenordnung hervorgegangen ist, steht im Gegensatz zum ungerichteten Chaos. Aus diesem Zusammenhang heraus ist das Wort «Kosmetik» entstanden. Es bedeutet also nicht nur Schönheitspflege, sondern auch Ordnen und Harmonisieren.

Schönheit offenbart den Geist

Die Griechen der Antike sahen im Menschen das höchste Wesen irdischer Schöpfung, das Geschöpf der Götter, das es galt, im Kunstwerk unvergänglich festzuhalten, um der Idee des Schönen in der menschlichen Erscheinung einen unvergleichlichen Ausdruck zu verleihen. Schön war, was zur Offenbarung des Geistigen im Leiblichen beitrug: Das Schöne war der göttliche Geist, der sich in der Natur, in der Harmonie ihrer Formen, Farben und Gestalten offenbarte.

Der genialen Eigenart Rudolf Steiners, des Begründers der Anthroposophie, entsprach es, daß er solche großen Weltzusammenhänge noch Jahrtausende später in einem einzigen Satz wie diesem ausdrücken konnte: «Schönheit ist der kosmische Abdruck im Irdischen.»

Ohne den Ordnungsgedanken wird Kosmetik zur bloßen Verschönerung

Von Anbeginn an war «Kosmetiké» die Kunst, die Verbindung zwischen Weltgeist und Mensch, Weltordnung und Schönheit herzustellen. Die Individualisierung als Entwicklungsschritt der Menschheit ging mit einem Verlust der Verbindung zur geistigen Herkunft des Menschen einher. Im jungen Christentum trat immer mehr die Bedeutung der Haut als Spiegel von Seele und Kosmos zurück. Der Ordnungsgedanke verschwand nach und nach aus der Kunst, sich zu pflegen. «Kosmetiké» geriet mehr und mehr zur oberflächlichen Verschönerung.

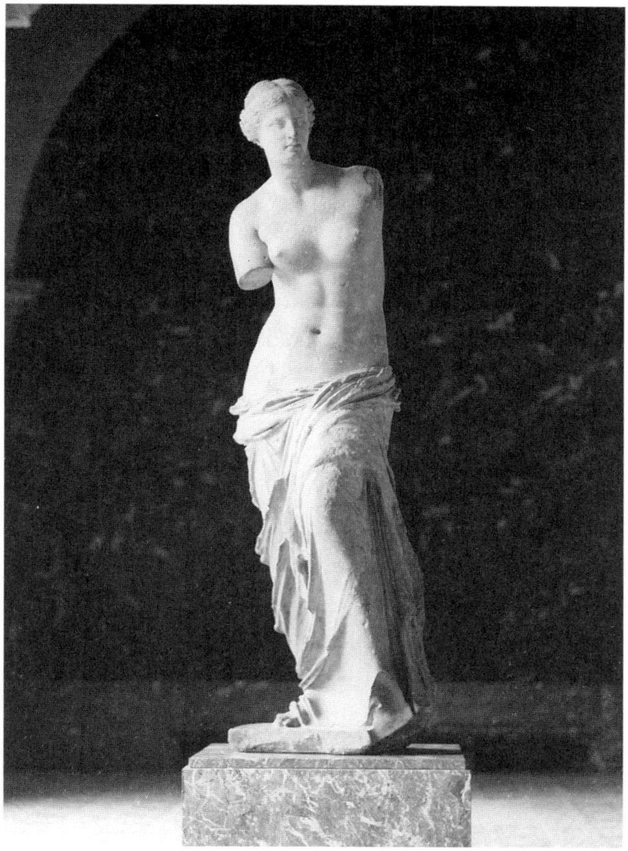

Abb. 1:
Venus von Milo.
Paris, Louvre.

Der Umgang mit der äußeren Hülle des Menschen unterlag im Laufe der weiteren Zeit vielen Wandlungen und wurde von Modeströmungen und medizinischen Erkenntnissen geprägt. Bis ins 18. Jahrhundert hinein behandelte man Hauterkrankungen als Allgemeinerkrankungen. Eine spezielle Dermatologie (Lehre von der Haut und ihren Erkrankungen) entwickelte sich erst gegen Ende des 18. Jahrhunderts; von da an betrachtete man die Haut als ein eigenständiges Organ, und es setzte sich die Erkenntnis durch, daß Patienten auf äußerlich angewandte Mittel recht unterschiedlich reagieren können.

Es entstanden zwei aktive Strömungen: Die eine war die von Johann Bartholomäus Trommsdorf entwickelte neue Kunst des Toilettemachens mit vielen detaillierten Anweisungen zur Herstellung von kosmetischen Mitteln, die er «Kallopistria» («das Gesicht schön machen») nannte. Die andere lehnte unter dem vehementen Einfluß von Rousseaus «Zurück zur Natur» alle Kosmetika ab. Man befürchtete Nebenwirkungen durch die Porenverstopfung. Es entstanden Abhandlungen, über deren Titel wir heute nur schmunzeln können: «Krankheiten der Frauenspersonen, welche sie sich durch ihren Putz und Anzug zuziehen». Oder: «Von den Krankheiten des weiblichen Geschlechts, welche aus der allzu großen Bemühung, schön zu sein, entstehen».

Kosmetik heute

Im Zeitalter der psychosomatischen Medizin wurden der gesundheitsfördernde Wert der Kosmetik und ihre Wirkung auf die Psyche erkannt: Erhaltungspflege der Haut und ihrer Anhangsgebilde, Bewahren vor schädlichen Umwelteinflüssen sowie die Linderung, Behebung oder Verhinderung von allgemein ästhetisch störenden Hauterscheinungen und Schönheitsfehlern. Letzteres geht nahtlos in den Bereich der Wirkung auf die Psyche über, denn ein unschönes, disharmonisches Aussehen der Haut verstärkt das Gefühl mangelnden Selbstwertes und die Unsicherheit gegenüber der Umwelt.

Kosmetik kann menschengemäße Gesundheitspflege sein

Das Bild der Haut auf der Grundlage der anthroposophischen Menschen- und Naturerkenntnis (siehe Literaturhinweise, insbesondere: Dr. Lüder Jachens, *Hautkrankheiten ganzheitlich heilen)* legt nahe, Kosmetik als eine menschengemäße Gesundheitspflege aufzufassen. Im Sinne von Selbsterkenntnis und Selbstverantwortung wird sie zur Lebensaufgabe, die jeden Menschen zu einer Harmonie seiner Persönlichkeit hinführen kann.

Schönheitspflege und Gesundheit

Gesunde Leiblichkeit ist die Voraussetzung für seelische Entfaltung. Seelische Gesundheit ist die Stütze für geistige Entfaltung. Kosmetik und Medizin haben manche Berührungspunkte, zumal Gesundheit meist nicht durch ein stabiles Gleichgewicht gekennzeichnet ist und die Übergänge vom Gesunden zum Kranken stets fließend sind.

Kosmetik ist aber auch ein eigenständiges Fachgebiet, in dem sich das Ästhetische mit dem Medizinischen verbindet. Kosmetik ist eine vorbeugende und begleitende Gesundheits- und Schönheitspflege, die von der Erkenntnis geleitet wird, daß nur gesunde Haut schön sein kann.

Kann jede kosmetische Zubereitung und Anwendung diesem hohen Anspruch gerecht werden?

Anthroposophisch erweiterte Naturkosmetik

Immer wieder weisen warnende Stimmen darauf hin, daß zahlreiche neue und altbekannte synthetische Substanzen in Kosmetika zu Schädigungen Anlaß geben können. Dabei spielen heute weniger die toxischen und bakteriellen Erkrankungen eine Rolle, als vielmehr Überempfindlichkeitsreaktionen auf der Basis einer Allergie.

Naturkosmetik ist «in»

Der Begriff «Naturkosmetik» oder «natürliche Hautpflege» ist in den vergangenen Jahren oftmals sehr strapaziert worden. Dem Kunden, der sich bewußt natürlich pflegen möchte, ist wenig gedient, wenn mit alternativer Verpackung und phantasievollen Werbeslogans Natürlichkeit suggeriert wird, aber die Inhaltsüberprüfung oft nur zehn Prozentanteile an Stoffen natürlicher Herkunft ergibt und der große Rest synthetischen Ursprungs ist.

Welche Voraussetzungen sind also nötig, um zu einer umfassenden, die Gesundheit impulsierenden kosmetischen Pflege zu finden? Welcher Maßstab wird angelegt für eine durch Anthroposophie erweiterte Naturkosmetik?

Naturkosmetik auf der Basis anthroposophischer Menschen- und Naturerkenntnis

Das Beobachten der Phänomene in der Natur, das Schauenlernen des Lebens, führt zu einer Zwiesprache zwischen Mensch und Natur und gibt die gedankliche Grundlage ab, auf der eine menschengemäße Kosmetik entwickelt werden kann. So lassen sich verwandtschaftliche Beziehungen zwischen bestimmten Prozessen in den Naturreichen und Prozessen im menschlichen Organismus auffinden; wenn Arzt, Pharmazeut und Kosmetologe die Zusammenhänge zwischen Mensch und Kosmos und göttlich-geistigem Urprinzip erkennen, gewinnen sie Gesichtspunkte für eine erweiterte Zusammenarbeit, die zur Rezeptur von menschengemäßen pflegenden Präparaten führen.

Der viergliedrige und der dreigliedrige Mensch

Es sei an dieser Stelle auf einen Grundpfeiler anthroposophischer Menschenerkenntnis aufmerksam gemacht, auf den auch in diesem Buch immer wieder zurückgegriffen wird. Rudolf Steiner beleuchtet von verschiedenen Gesichtspunkten aus die Tatsache, daß der Mensch sich nicht in dem erschöpft, was Augen und Ohren von ihm wahrnehmen können und was mit naturwissenschaftlichen Methoden erforscht werden kann. Würden die Kräfte und Stoffe, aus denen der sichtbare Körper – Rudolf Steiner nennt ihn den physischen Leib – besteht, sich selber überlassen, träte sofort der Tod ein, der Leib würde zerfallen. Während des Lebens ist er durchwirkt von Kräften, die seine Gestalt bilden und erhalten und die Lebensprozesse regulieren und rhythmisieren; diesen Ätherleib oder Bildekräfteleib hat der Mensch mit den Pflanzen gemeinsam. Nun kommt aber hinzu, daß er auch ein empfindendes Wesen ist, daß er einen inneren Seelenraum bildet in dem er antwortet auf das, was von außen auf ihn zukommt: mit Freude, mit Erschrecken, mit Nachdenken, mit Handlungen. Dieser Seelenleib oder Astralleib ist umso menschlicher, je länger der Mensch an seiner Umgestaltung gearbeitet hat. Dies kann er dadurch, daß in ihm ein individuelles Ich lebt, das alle anderen «Leiber» mit seinem Licht durchstrahlt; dieses Ich ist es auch, das Verantwortung trägt sowie Schicksal erfährt. Insofern ist der Mensch aus vier Gliedern, vier «Wesensgliedern» bestehend: aus physischem Leib, Ätherleib Astralleib und Ich bzw. Ich-Organisation.

Unter einem etwas anderen Gesichtspunkt kann man auch von einer Dreigliederung des Menschen sprechen. Auf der physisch-körperlichen Ebene drückt sie sich in drei großen Funktionssystemen aus. Alles, was mit dem Nerven-Sinnessystem zusammenhängt, bildet die Grundlage für Wahrnehmen, Vorstellen und Denken und dafür, daß sich der Mensch auf der Erde seiner selbst bewußt werden kann. Was zum Stoffwechsel-Gliedmaßensystem gehört, ist die Voraussetzung dafür, daß sich der Mensch bewegen und wollend, handelnd in die Welt eingreifen kann. Zwischen beiden vermittelt schließlich das rhythmische System als leiblicher Ausdruck des Fühlens.*

Kriterienkatalog für die anthroposophisch orientierten Hersteller von Naturkosmetika

Ist auf der gedanklich-geistigen Ebene die wesensmäßige Herleitung und die geeignete pharmazeutische Zubereitungsform für ein neues pflegendes Präparat gefunden, beginnt auf der physisch-materiellen Seite eine sehr aufwendige Arbeit. Diese beinhaltet u. a. die Auswahl der natürlichen Rohstoffe unter Berücksichtigung optimaler Wachstums- und Erntebedingungen, Rückstandsanalysen, Qualitätskontrollen und alle ökologisch relevanten Aspekte.

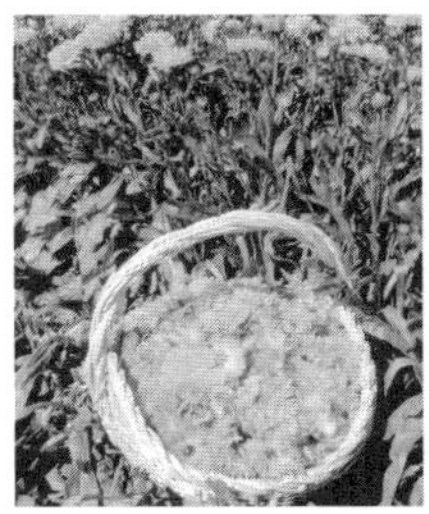

Abb. 2: Calendula-Ernte

In der Konsequenz aller dieser Schritte kann eine durch Anthroposophie initiierte Kosmetik dem modernen Menschen wieder das vermitteln, was sie im umfassenden Sinne bedeutet: Schönheit, Harmonie und Ordnung, um Körper, Seele und Geist im gesunden Gleichgewicht zu erhalten oder dieses, wo es gestört ist, wiederherzustellen.

*Über die viergliedrige Wesenheit des Menschen schrieb Rudolf Steiner zum Beispiel in seinem Buch *Theosophie*; die Dreigliedrigkeit auch des leiblichen Organismus ist zum ersten Mal dargestellt in *Von Seelenrätseln*. In seinem Buch über Hautkrankheiten geht Lüder Jachens ausführlich auf den Zusammenhang der vier- und dreigliedrigen Wesenheit des Menschen mit der Haut ein. (Siehe Literaturverzeichnis, S. 148)

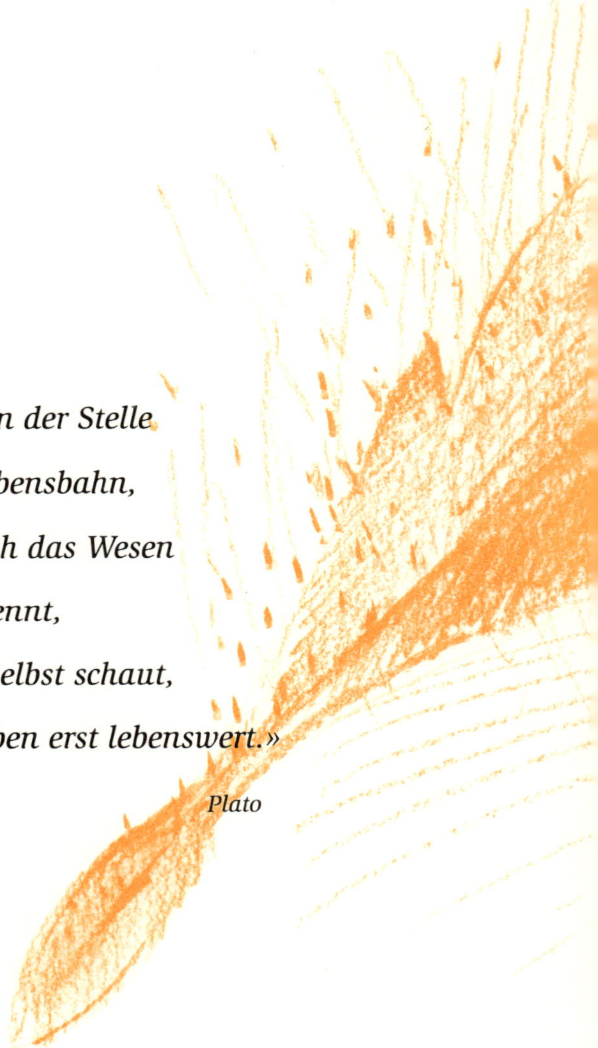

«An der Stelle

seiner Lebensbahn,

wo der Mensch das Wesen

des Schönen erkennt,

wo er das Schöne selbst schaut,

da wird ihm das Leben erst lebenswert.»

Plato

Gesichtspflege

In allen dermatologischen Lehrbüchern und kosmetischen Fach- und Laieninformationen findet man eine schematisierte Hauttypen-Einteilung mit den jeweiligen Charakterisierungen wieder. Sie beruht auf einem anatomischen und physiologischen Wissen über die Haut.

Eine Betrachtungsweise, die um die menschenkundlichen Erkenntnisse der anthroposophischen Geisteswissenschaft über die Haut ergänzt wird, führt zu Produktentwicklungen und Pflegeempfehlungen, die zwar die Tendenzen für bestimmte Zustände der Haut aufgreifen, den individuellen Bedingungen und Bedürfnissen aber mehr Rechnung tragen.

Individuelle statt schematisierte Hautpflege

Die Hauttypen

In den herkömmlichen Veröffentlichungen zu Fragen der Kosmetik werden im allgemeinen drei Hauttypen genannt.

Normale Haut Bei der normalen Haut arbeiten Talg- und Schweißdrüsen weder zu stark noch zu schwach. Das Porenrelief ist kaum sichtbar. Hautunreinheiten treten sehr selten auf. Der Säureschutzmantel ist lükkenlos und gleichmäßig verteilt. Turgor und Tonus sind gut. Die Haut hat einen feinen Glanz, eine gute Durchblutung und fühlt sich zart und geschmeidig an.

Trockene Haut (Ichthyosis-Typ) Talg- und Schweißabsonderung der trockenen Haut sind vermindert. Sie schuppt, fühlt sich trocken, spröde, verhornt an. Sie ist oft pergamentartig dünn, glanzlos und bedarf frühzeitig einer fetthaltigen Pflege mit Wasser-in-Öl- oder Öl-in-Wasser-Emulsionen. Der Säureschutzmantel ist stark gestört.

Fette Haut (Seborrhöische Haut) Bei der seborrhöischen Haut unterscheidet man zwei Arten: die Seborrhoe oleosa (öliger Talgfluß) und Seborrhoe sicca (trockener Talgfluß).

Seborrhoe oleosa Ein öliger Film überzieht die Haut, vor allem im Bereich der großen Talgdrüsen auf Stirn, Nase, Kinn, Brust und Rücken. Der Talg ist dünnflüssig ölig, die Schweißdrüsentätigkeit ist gesteigert. Die Haut ist großporig, glänzend, wirkt derb. Meistens sind Mitesser (Komedonen) und Talgzysten vorhanden.

Seborrhoe sicca Die Haut zeigt fettglänzende, kleieartige Schüppchen, die sich zwischen den Fingern verreiben lassen. Daran erkennt man, daß es keine Hautschuppen, sondern Fettschuppen sind. Aufgrund seiner krankhaften Beschaffenheit trocknet der aus dem Haarfollikel ausgetretene Talg ein. Die Schweißdrüsentätigkeit ist nicht gesteigert,

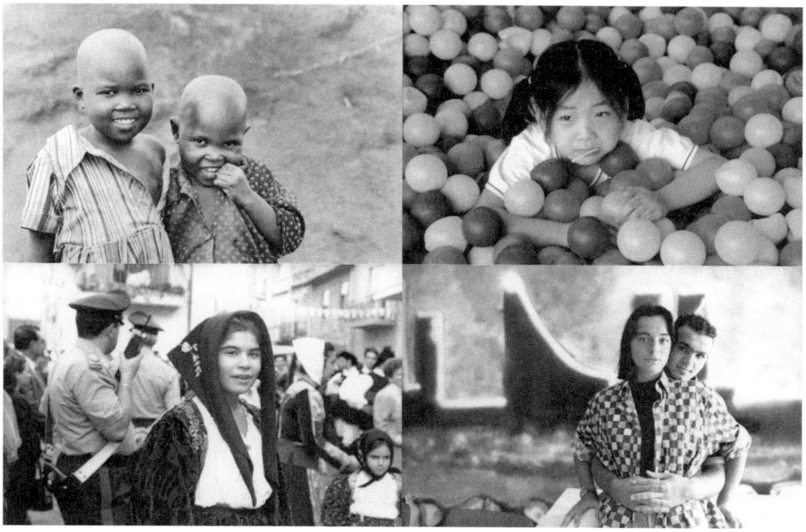

Abb. 3: Gesichter – Individualitäten

eher vermindert. Da die Haut bei Seborrhoe sicca sehr empfindlich ist, neigt sie zu Rötungen und Ekzemen.

Mischhaut

Die Mischhaut wird fälschlicherweise als Mischung zwischen trokkener und fetter Haut angesehen. Richtig ist, daß sie eine Mischung zwischen Seborrhoe oleosa (Stirn, Nase, Kinn) und Seborrhoe sicca (äußere Gesichtspartie) darstellt.

Manche Kosmetikfirmen ergänzen diese Einteilung noch um die
- «jugendliche Aknehaut»
- «anspruchsvolle Haut»
- «sensible, allergische Haut».

Schematisierung führt zu Einseitigkeit

Eine schematische Betrachtung der Haut birgt die Gefahr einer weiteren Systematisierung in sich. Tatsächlich entstand so die sogenannte System-Kosmetik mit Pflegeserien für typisch trockene Haut, für typisch fette Haut usw. Der Vorteil der Vereinfachung (in Beratung und Verkauf) bringt den Nachteil der Verallgemeinerung und der Einseitigkeit mit sich.

Die Gesichtshaut ist das individuellste Organ

Dabei ist das Gesicht der individuellste Teil des Körpers! Und die Gesichtshaut ist das individuellste Organ des menschlichen Organismus überhaupt: Sie verändert sich ständig mit den Rhythmen von Tag und Nacht und im Jahreskreislauf; mit der Positiv- oder Negativbilanz der Ernährung, mit der körperlich-seelischen Belastung oder Entlastung, mit geistiger Aktivität oder Inaktivität des Menschen; mit Orts- und Klimawechsel und natürlich mit dem stetigen Prozeß des Alterns.

Erweiterte Betrachtungsweise

Eine erweiterte Betrachtungsweise forscht über den physiologischen Befund hinaus nach den Ursachen und den Kräftewirkungen, die im Körper vorliegen, und kommt zu anderen Fragestellungen, wenn sie die Haut in Beziehung zu den vier Seinsebenen der menschlichen Natur untersucht:

Die geistige Seinsebene: die Ich-Organisation

Ist in der Lebensbiographie der Weg zur Individualität gestört? Zeigt das Inkarnat, die menschliche Hautfarbe, die tiefe Verbindung des Geist-Menschen mit seinem physischen Leib, oder anders ausgedrückt, lebt dieser Mensch ganz in der Wärme seines Blutes? Ich-Organisation und Wärmeorganisation bedingen einander.

Die seelische Ebene: der Astralleib

Ist jemand seelisch «kühl» geworden, fehlt die Begeisterung, um für etwas «Feuer und Flamme» zu sein? Fehlen «zündende» Gedanken, die Licht und Freiheit ins Denken bringen? Ist das Nervensystem so aktiv tätig, daß es dem Organismus zu viel seelisches Bewußtsein der Umwelt vermittelt, das «verdaut» werden muß und dadurch die Abbaukräfte zu stark anspricht? Wurden zu viele form- und grenzbildende Kräfte benötigt, um gegen Fremdstoffe (synthetische) und Außeneinwirkungen (z. B. Strahlen) eine Barriere aufbauen zu können?

Die Ebene der Lebensvorgänge: der Ätherleib

Ist die Wärmeorganisation durch Müdigkeit oder Schwäche des Körpers überfordert und nicht in der Lage, die Grundwärme in der äußersten Peripherie aufrecht zu halten? Reduzierte Wärme in der

Haut bedeutet reduzierte Stoffwechseltätigkeit in der Haut und führt zur trockenen Haut.

Die physische Ebene: der physische Leib

Liegt ein gesundheitliches Problem vor, das in die Verhärtung bestimmter Organ-Hautbereiche führt (Arthrose, Sklerodermie)? Liegen Ernährungsfehler vor, die den ernährenden Substanzstrom in mangelhafter Qualität an die Zelle führt?

Fragen an die Haut und Antworten der Haut

In dieser Weise verfährt man mit der Fragestellung bei allen «Hauttypen». Dabei stellt man fest, daß es die «typische» Haut äußerst selten gibt. Wie bei den Temperamenten auch findet man meistens Mischformen der verschiedenen Hautzustände. Nach und nach gewinnt man aber ein umfassendes Bild der Ursachenkomplexe, die sich zusammensetzen aus Außenwirkung, Verarbeitung im Innern, Zusammenspiel der Kräftewirkungen im Organismus, Reaktion nach außen. Aus den «Antworten der Haut» ergeben sich dann der Pflege- bzw. Behandlungsplan auf der kosmetisch-pflegerischen Seite und der Therapieansatz auf der ärztlich-dermatologischen Seite. (Dieser Zusammenhang ist ausgeführt in dem Buch von Lüder Jachens; siehe Literaturhinweise.)

Pflege und Therapie der Haut

In einer anthroposophisch erweiterten Kosmetik wird es meist darum gehen, harmonisierend einzuwirken, um die Selbstregulationskräfte der Haut anzusprechen.

Wenn es sich um ein krankhaftes Hautbild handelt, können Arzt und Kosmetikerin zusammenwirken, um abzuklären, wie die Selbstheilungskräfte des Organismus angesprochen und unterstützt werden können.

Bei Bedarf kommen neben den pflegenden Produkten auch mechanische oder physikalische Anwendungen in Betracht, wie zum Beispiel Dampfbad, Bestrahlung, Schälkur, Entfernen von Milien (im Volksmund Hirsekorn oder Grießkorn genannt) mit dem Skalpellmesser, Enthaarung mittels Wachs oder Pinzette usw.

Harmonisierende Pflege und Stärkung der Selbstregulierungskräfte

Über naturwissenschaftliche Fakten und Praxis hinaus

Wenn man eine Naturkosmetik wünscht, die sich eine harmonisierende Pflege und eine Stärkung der Selbstregulierungskräfte der Haut zur Aufgabe macht, wird man bald bemerken, daß man mit dem rein naturwissenschaftlichen Vorgehen und Faktenwissen nicht weiterkommt. Vielmehr ist es nötig, daß man sich einen Bereich des Erfühlens und Vorstellens von nicht meßbaren Kräftewirkungen und von unsichtbaren prozessualen Vorgängen erschließt.

Urbeziehung zwischen den Naturreichen und dem Menschen

Für eine naturgemäße Hautpflege stehen mineralische, pflanzliche und tierische Substanzen zur Verfügung. In ihnen leben und wirken die gleichen Prozesse wie im menschlichen Organismus, da die drei Naturreiche – die mineralische, pflanzliche und tierische Welt – und der Mensch durch die Evolution miteinander verbunden sind.

Diese Urbeziehung wird besonders schön von Paracelsus ausgesprochen: «Ich habe alle Wesen betrachtet: Steine, Pflanzen, Tiere, und sie sind mir wie zerstreute Buchstaben erschienen, im Verhältnis zu denen der Mensch das lebendige und vollständige Wort bildet.»

Hier ist der Hinweis auf die ursprüngliche verwandtschaftliche Beziehung zwischen dem menschlichen Organismus und den Natursubstanzen gegeben, die nie zwischen einer synthetisierten Substanz oder einem isolierten, konzentrierten Wirkstoff und unserem Körper bestehen kann. Solche Stoffe können nur auf Symptome symptomatisch reagieren, sie vermögen nicht, im Feinstofflichen, im Prozessualen, die Selbstregulierungs- und Selbstheilungskräfte anzuregen. Sie scheiden deshalb für den Einsatz in einer ernstzunehmenden Naturkosmetik aus.

Urbilder, Leitbilder und Gestaltungsmuster wirken auf die Haut

Geisteswissenschaftlich betrachtet bringt jede Natursubstanz ganz spezielle Urbilder, Leitbilder, Gestaltungsmuster an den menschlichen Organismus und an die Haut heran. Ähnlich wie bei einer vollwertigen, ausgewogenen Ernährung, aus der sich der Körper

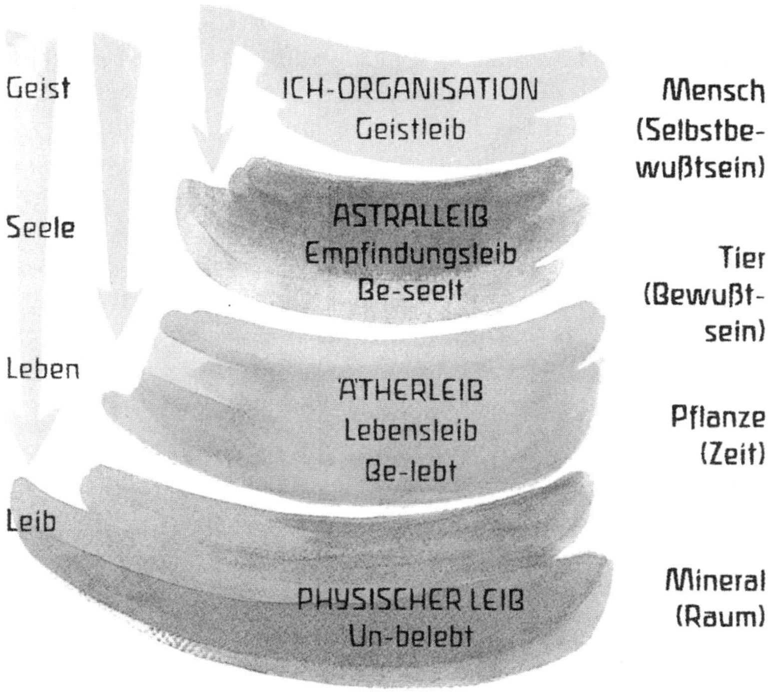

Abb. 4:
Die Naturreiche

alle Bausteine für die Lebensfunktionen entnimmt, sie zerlegt, umgestaltet, umorganisiert und zu menschlicher Eigensubstanz verwandelt, kann man sich diesen Vorgang der Substanzwirkungen bei der Haut vorstellen. Nur ist er noch komplexer.

Die Haut als Schwelle

In der geisteswissenschaftlichen Terminologie wird die Haut als eine Schwelle bezeichnet. Das bedeutet, daß an dieser Hautgrenze starke Wandlungskräfte eingreifen. Wenn eine Substanz, wenn Wasser, Luft, Licht oder Wärme unverwandelt über die Haut ins Innere des Organismus gelangen, gibt es Störungen bis hin zu Vergiftungserscheinungen.

Jeder Stoff und jeder Prozeß wird an der Hautgrenze von dem Nerven-Sinnesgebiet der Haut empfangen und wahrgenommen, abgewiesen oder nach innen geleitet. Durch feine Atmungs- und Blutprozesse im Kapillarteil und im weiter innen gelegenen Stoffwechselgebiet der Haut vollzieht sich dann die Umarbeitung, zum Beispiel zu einer menschlichen Luft- und Lichtqualität. Dann erst haben wir uns eine Substanz «einverleibt». Ein Jahrtausende altes, intuitives Wissen von der «Ernährung» durch das Licht, von Rudolf Steiner vor ca. 80 Jahren neu erforscht und belegt, gewinnt in der modernen Biophotonen-Forschung langsam wieder an Bedeutung. Danach übertragen Pflanzeninhaltsstoffe die Ordnungsmuster des Sonnenlichtes auf den Körper, wodurch sie einen ganzheitlich harmonisierenden Effekt erzeugen.

Die vier Wesensebenen des Menschen haben eine Beziehung zu den vier Elementen

Bei der Auswahl von Substanzen und der daraus hergestellten Präparate kann es eine große Hilfe sein, wenn man den vier Wesensebenen des Menschen ihr Pendant aus der alten Vier-Elemente-Lehre zuordnet. Es entspricht:

- dem Element Erde > der physische Leib
- dem Element Wasser > der Ätherleib
- dem Element Luft > der Astralleib
- dem Element Feuer > das Ich.

Fragen der anthroposophisch erweiterten Naturkosmetik

Vor diesem Hintergrund stellt sich vor einer kosmetischen Behandlung zum Beispiel die Frage: Ist die Haut zu «erdig», zu mineralisch geworden? Mit welchen Substanzen könnte man sie durchwärmen, durchlichten, durchfluten? Sicher würde man hier zu den wärmenden Qualitäten der fetten Öle, der ätherischen Öle oder vielleicht zu einer Emulsion mit Jojobaöl und Aloe vera greifen.

Oder ist im Gegenteil die Haut nicht «erdig», nicht mineralisch genug und kann sich daher nicht genügend abgrenzen? Dann unterstützt man sie direkt stofflich, mineralisch mit Kiesel, Kalk oder Tonerde. Oder man wählt den Weg über die Pflanze, die das Mineralische in sich verarbeitet hat, wie es zum Beispiel bei Birken- und Eichenrinde der Fall ist.

Vielleicht ist die Haut zu wäßrig geworden – ist aufgedunsen und schwammig? Mit welchen Substanzen könnte man das Wäßrige in die Leichte bringen, es durchfluten, es in die Flüssigkeitsorganisation wieder eingliedern? Wie könnte man strukturierend, formgebend wirken? Möglicherweise kämen Kastanie, Schlehe, Hamamelis in Betracht.

In einem anderen Falle fehlt der Haut Feuchtigkeit, ist das Ätherisch-Fließende ins Stocken geraten, oder die Haut hat zu viel Feuchtigkeit freigegeben, weil zum Beispiel die äußerste Hautgrenze, die Keratinhülle, durchbrochen ist. Als «Vorbild» für die Beherrschung des Wäßrigen im Pflanzenreich könnte man hier die Iris heranziehen.

Antworten gibt die Substanzfindung und Präparateherstellung

Diese Beispiele deuten an, wie komplex die Vorgänge sind, die im Hautgeschehen zu beobachten und bei der Substanzfindung und Präparateentwicklung für Hautpflegemittel zu beachten sind. In der Entwicklung und Herstellung der heute zur Verfügung stehenden Pflegeprodukte anthroposophisch orientierter Firmen (Weleda, Wala, Tautropfen, Klosterlaboratorium Lorch) werden diese Dinge in großem Umfang berücksichtigt. Weitere Anstrengungen werden beim «Studium der Natur» und bei den Herstellungsprozessen unternommen. So wird die anthroposophisch-geisteswissenschaftliche Arbeit, unter Berücksichtigung der naturwissenschaftlichen Erkenntnisse, ständig fortgeführt. Ihr Ziel ist die Erkenntnis des Zusammenwirkens von Natursubstanz und Organismus, nicht die Erforschung der Wirkung isolierter Stoffe.

Von besonderer Bedeutung für eine durch Anthroposophie erweiterte Naturkosmetik ist es, daß dabei die hohen Anforderungen an die Qualität der Rohstoffe erfüllt werden.

Grundpflege der Gesichtshaut

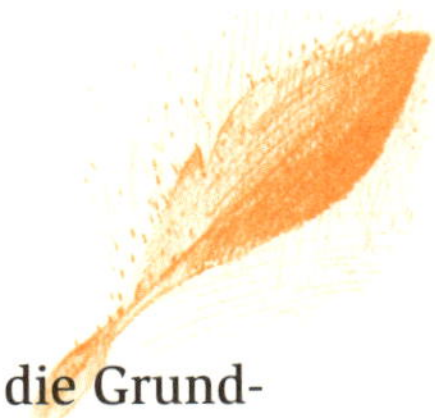

Reinigung

Die regelmäßige Gesichtsreinigung zweimal am Tag ist die Grundlage einer guten Hautpflege.

Wovon soll die Haut gereinigt werden?

Am Abend sind es der Schmutz, die Abgase, der Zigarettenrauch, die sich tagsüber auf dem Gesicht abgelagert haben, es sind die Reste von Tagescreme und eventuell von Make-up und das sich natürlich abschilfernde, abgestorbene Zellmaterial, von denen das Gesicht gereinigt werden soll.

Am Morgen gilt es, das Gesicht von Restspuren des Nachtpflegepräparates, von einem zu intensiven natürlichen Fettfilm sowie von Schweiß, der Rückstände des Zellstoffwechsels enthält, zu befreien.

Die Notwendigkeit der Reinigung ist unabhängig vom Alter und von der Hautbeschaffenheit.

Womit soll das Gesicht gereinigt werden?

Mit großer Sorgfalt sollte das Reinigungsmittel ausgewählt werden, denn viele Hautprobleme haben ihre Ursache in einer ungenügenden oder in einer viel zu gründlichen Reinigung.

Reinigung mit Wasser

Als ungenügend kann man in der Regel bei der gegenwärtigen Umweltverschmutzung eine Reinigung nur mit Wasser bezeichnen, da die am Hauttalg haftenden Schmutzpartikel nicht ausreichend gelöst werden können. Verstopfte Poren, Entzündlichkeiten und eine vergröbert wirkende Haut können die Folge sein. Allerdings: Problematischer als die ungenügende Reinigung ist die zu intensive, denn die für die Funktionen der Hautoberfläche notwendigen Stoffe sollten möglichst optimal erhalten werden!

Reinigung mit waschaktiven Substanzen (WAS)

Um die fettlöslichen Bestandteile der Hautverschmutzung abreinigen zu können, werden Tenside als waschaktive Substanzen (WAS) benötigt, die die Oberflächenspannung des Wassers verändern. Seit Jahrtausenden ist uns die Seife bekannt, die aus tierischen (Rindertalg) oder pflanzlichen Fetten (Pflanzenölen) durch Kochen mit Kali- oder Natronlauge hergestellt wird.

Reinigung mit Seifen

Nach der pH-Wert-Skala, der Meßeinheit für den Säuregrad, reagieren Seifen alkalisch und entwickeln auf der Hautoberfläche einen Wert von ca. pH 8. Die Hautmessung selbst zeigt einen Wert zwischen pH 5 und 5,5. Die Hautoberfläche ist also leicht sauer. Es handelt sich um den natürlichen Säureschutzmantel der Haut, der durch ihre Ausscheidungen an Talg (Fettsäuren), Milchsäure und Salzen zustandekommt. Da, chemisch betrachtet, alkalische Substanzen (Laugen) und saure Substanzen (Säuren) sich gegenseitig neutralisieren, wird durch eine Seifenwaschung der Säureschutzmantel aufgelöst. Aber bereits nach ca. einer halben Stunde hat die gesunde Haut ihn wieder neu aufgebaut. Bei einer Seifenwaschung wird die oberste Hautschicht, die Hornschicht, durch Wasseraufnahme zum Quellen gebracht. Dadurch wird ein zu tiefes Entlaugen und Entfeuchten verhindert, und die Haut trocknet weniger stark aus als bei Reinigungsmitteln, die synthetische Detergentien, sogenannte Syndets, enthalten.

Zudem haben Seifen den Vorteil, daß sie nicht konserviert werden müssen. Um eine Keimbesiedelung zu verhindern, sollte die Seife nach jedem Gebrauch abtrocknen können in der Abtropfschale, auf dem Seifenigel, am Magnethalter. Über fragwürdige Zusätze in Seifen informiert das Kapitel «Handpflege» (S. 131ff.).

Seifen für die Gesichtsreinigung

Obwohl es ein vielfältiges Angebot an speziellen Gesichtsreinigungsmitteln gibt, wird manchmal der Seifenwaschung der Vorrang gegeben. Verwendet man eine gute Seife sparsam und wäscht eine gesunde, kräftige Gesichtshaut nicht zu häufig damit, spricht nichts gegen die Verwendung von Seife. Ideal ist es, wenn das Wasser einen sehr niedrigen Härtegrad aufweist. Es sollte auf eine reine Pflanzenölseife mit 100 % natürlichen Zusätzen Wert gelegt werden, wie z. B. Weleda Calendula-Pflanzenseife. Zu empfehlen ist eine Nachbehandlung mit einem Gesichtswasser, das Zitronensaft enthält, wie das Weleda Iris-Gesichtswasser.

Reinigung mit synthetischen Detergentien (Syndets)

Syndets sind künstliche Stoffe mit einer mehr oder weniger guten Hautverträglichkeit und einer ausgezeichneten Reinigungskraft. Sie werden in flüssiger oder fester Form hergestellt und sind sehr vielseitig einsetzbar als Shampoo, Duschgel, Reinigungsmilch oder seifenfreie Seife. Da sie pH-neutral oder auf den Haut-pH-Wert eingestellt werden können, zerstören sie den Säureschutzmantel der Haut nicht. Ein wesentlicher Nachteil liegt aber darin, daß die Reinigungswirkung bis tief in die Hornschicht eindringt und den natürlichen Fettgehalt stark angreift. Da der Hautschutzfilm als Emulsion vorliegt, wird der Haut neben dem Fett auch Feuchtigkeit entzogen.

Solche Produkte sollten deshalb für die Gesichtshaut nur mit größter Zurückhaltung angewandt werden, wenn nicht eine ärztliche Empfehlung vorliegt. Ein besonders gründliches Abspülen ist unerläßlich!

Reinigen mit Reinigungsmilch und -emulsion

Reinigungsmilch und -emulsionen zählen zu den am häufigsten vertretenen kosmetischen Reinigungsmitteln und stehen durch ihre angenehme Anwendungsform in der Beliebtheit an erster Stelle. Sie gehören zum Typ der Öl-in-Wasser-Emulsion (O/W). Von der qualitativen Auswahl und der Zusammensetzung der Inhaltsstoffe hängen Reinigungskraft und Hautverträglichkeit ab. Eine genaue Überprüfung der Zutaten ist sehr anzuraten, denn häufig findet man darunter Syndets, Mineralöle und -derivate, synthetische Emulgatoren, Duft- und Konservierungsstoffe.

Die Reinigungsmilch-Produkte von Weleda, Wala, Logona und Martina Gebhardt zeigen, daß es auch anders geht. Bei ihnen enthält die fette Phase der O/W-Emulsion reines Pflanzenöl, die Emulgatoren und Duftstoffe stammen aus natürlichen Quellen, synthetische Konservierung scheidet aus.

Reinigung mit pflanzlichen Ölen

Bei ausschließlicher Reinigung mit einem Öl (z. B. Mandelöl, Sesamöl, Olivenöl) werden alle fettlöslichen Partikel, wie Make-up-Reste, sehr gut und mild abgelöst. Wasserlösliche Verunreinigungen bleiben aber auf der Haut liegen. Gründliches Abwaschen mit Wasser und Nachreinigen mit einem Gesichtswasser (Dr. Hauschka Gesichtstonikum von Wala, Weleda Iris-Gesichtswasser, Martina Gebhardt Rosen-Gesichtswasser) sind nötig.

Reinigen mit hydrophilen Ölen

Wasserlösliche Reinigungsöle werden hydrophile Öle genannt. Durch die Zugabe eines fast immer synthetischen Emulgators wird das Öl dem Wasser «zugeneigter» gemacht, es wird «aufgeschlossen». Hier gehen auch einige Naturkosmetik-Hersteller einen Kompromiß ein und verwenden als Emulgator den künstlichen Hilfsstoff Tween 80 (= Polysorbat 80). Er erscheint auch in vielen Rezepten für Kosmetik zum Selbermachen. In der konsequenten Naturkosmetik wird dieser Stoff nicht eingesetzt. Eine Produktempfehlung kann hier zur Zeit nicht ausgesprochen werden.

Reinigungs-Frischeprodukt zur Selbstherstellung

Einen halben Teelöffel pflanzliches Öl in eine hohle Hand geben, etwas Joghurt oder einige Tropfen Buttermilch mit dem Finger einrühren, bis sich beides vermischt hat. Auf dem mit warmem Wasser befeuchteten Gesicht verteilen, sanft einmassieren und mit einem Papiertüchlein wieder abnehmen. Mit reichlich warmem Wasser abwaschen, eventuell mit verdünntem Gesichtswasser nachklären.

Reinigen mit Reinigungscreme

Die kompakte cremige Masse läßt sich gut auf der Haut verteilen und nimmt alle fettlöslichen Schmutz- und Farbpartikel auf. Nach kurzem Einwirken nimmt man sie mit Papiertüchlein ab und muß sehr gründlich nachreinigen mit Gesichtswasser oder milder Seife, damit sich kein abdichtender Fettfilm auf der Haut bildet. Die Basis der Reinigungscreme ist entweder ein Mineralölerzeugnis oder ein chemisch-technisch stark veränderter Naturstoff, so daß eine Einbindung in ein konsequentes Naturkosmetiksortiment nicht in Frage kommen kann. Eine Ausnahme bilden Logona Reinigungscreme pur und Reinigungscreme Ringelblume, I & M Malven-Reinigungscreme. Zum Abreinigen von starkem Make-up oder von Theaterschminke sind Reinigungscremes akzeptabel, für die tägliche Grundreinigung sind sie aber nicht zu empfehlen.

Reinigen mit Dr. Hauschka Gesichtswaschcreme von Wala und Tautropfen Lavaerde-Mandelkleie

Mit diesen Produkten ist eine wirklich natürliche Tiefenreinigung ohne Zerstörung des Säureschutzmantels zu erreichen. Dr. Hauschka Gesichtswaschcreme auf die gut befeuchtete Haut auftragen, leicht andrücken und gleich anschließend gründlich mit warmem Wasser abspülen. Die Tautropfen Lavaerde-Mandelkleie Gesichtsreinigung ergibt eine samtige Paste, wenn man 1½ Teelöffel des Pulvers mit etwas Wasser in der Hand vermengt. Sanft kreisend einmassieren, gründlich mit Wasser abspülen.

Für die empfindliche und trockene Haut sind beide Präparate weniger geeignet. Es empfiehlt sich, bei Dr. Hauschka auf die Reinigungsmilch und bei Tautropfen auf Lavaerde pur – mit Wasser und Rosenöl angemischt – auszuweichen.

Nachreinigen, klären, erfrischen mit Gesichtswasser

Nach der morgendlichen und abendlichen Grundreinigung bringt die Verwendung eines Gesichtswassers eine erfrischende, das Hautbild klärende Nachreinigung. Die Schwellkraft des Bindegewebes wird erhöht und das Porenrelief verfeinert. Ein durch kalkhaltiges Leitungswasser bedingter «Kalkschleier» auf der Haut wird aufgelöst.

Je nach Alkoholgehalt und Kräuterauswahl kann das Gesichtswasser mild, adstringierend oder entzündungshemmend sein. Empfehlenswerte Gesichtswasser enthalten keinen vergällten Alkohol, keine synthetischen Vitamine und Wirkstoffkonzentrate. Zu ihnen zählen: Weleda Iris-Gesichtswasser, Dr. Hauschka Gesichtstonikum, Dr. Hauschka Gesichtstonikum spezial, Martina Gebhardt Rosen-Gesichtswasser, Miéla Honig-Gesichtswasser, diverse Gesichtswasser von Tautropfen, Lavera, Logona und I & M. Gesichtswasser dieser Art werden von Männern auch gern als Rasierwasser verwendet.

Bei trockener und empfindlicher Haut wird man mit alkoholischen Gesichtswassern sehr zurückhaltend sein. Hier kommen eher die alkoholfreien *Hydrolate* (Wasser aus dem Destillationsvorgang bei der Gewinnung ätherischer Öle) in Betracht. Von erlesener Qualität sind besonders das Rosenwasser von Tautropfen und B & W Rosenwasser zu nennen.

Nachtcremes

Die klassische Gesichtspflege beinhaltet nach der allabendlichen Reinigung das Auftragen und Einmassieren einer fetthaltigen Creme.

Diese wird oft fälschlicherweise als «Nährcreme» bezeichnet – die Ernährung der Haut kann aber nicht von außen über eine Creme erfolgen. Das heißt auch, daß Ernährungsfehler niemals dadurch ausgeglichen werden können, daß durch eine Creme Vitamine zugeführt werden. Denn die Haut ist ganz auf den nährenden Substanzstrom des «Lebenssaftes» Blut angewiesen.

Welche Aufgabe soll eine Nachtcreme erfüllen? Das Auftragen der Nachtcreme spricht zunächst das subjektive Empfinden an. Wohltuend beruhigend oder sanft stimulierend erlebt man das Bestreichen der Haut und fühlt, wie sich die Gesichtszüge entspannen.

Unterstützung des Nachtrhythmus im Stoffwechselprozeß

Um darüber hinaus den Sinn und die Aufgabe einer Nachtcreme verstehen zu können, mache man sich eine recht lebendige Vorstellung von den polar verlaufenden Vorgängen des Tages- und Nachtrhythmus der Haut. In der Nachtphase wirken im Organismus die aufbauenden, regenerierenden, substanzschaffenden Tendenzen des Stoffwechselgeschehens, die dann am Tage den energieverbrauchenden, den abbauenden Vorgängen zur Verfügung gestellt werden. Stoffwechselprozesse benötigen und produzieren Wärme. Fehlt die Wärme oder die Kraft, Wärme zu erzeugen, so kann in der Endphase der Verstoffwechselung ein Mangel auftreten: Ein nicht zu Ende kommender Prozeß macht sich in mangelnder Regenerationsfähigkeit bemerkbar. Im Zentrum des Stoffwechselsystems im Organismus, im gesamten Bereich der Verdauungsorgane, hat man bei Störungen des Ablaufes sofort eine Hilfe zur Hand: Man legt zum Beispiel eine Wärmflasche auf oder führt eine Bauchmassage durch, damit die Vorgänge durch die zugeführte Wärme und aktivierte Durchblutung wieder gesund ablaufen können.

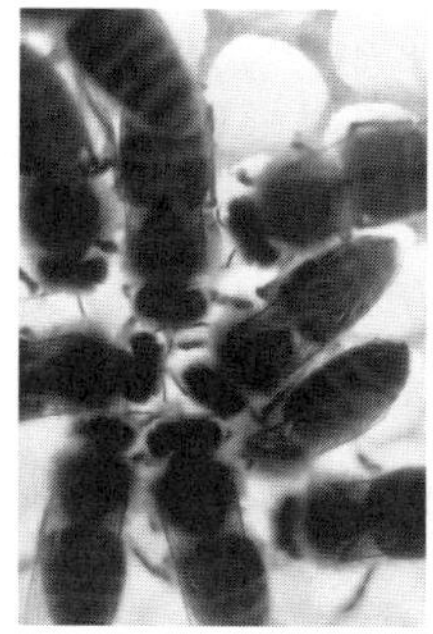

Abb. 5: Die Temperatur im Bienenstock entspricht der Körpertemperatur des Menschen: 37° C

Menschengemäße Natursubstanzen

Die Stoffwechselvorgänge in der Haut benötigen ebenfalls ein gesundes Maß an Wärme. Enthält eine Nachtcreme pflanzliche Öle und Fette, die Träger von umgewandelter Sonnenwärme sind, so können diese der Haut feinstoffliche Wärmequalitäten zuführen. Das gilt auch für Bienenwachs und Wollwachs, die der menschlichen Blutwärme sehr nahe stehen (Innentemperatur des Bienenstocks: 37°, Körpertemperatur von Schaf und Mensch: ebenfalls 37°).

Nachtcremes, deren Salbengrundlagen so zusammengesetzt sind, können im Sinne dieser Ausführungen Anreger, Unterstützer, Förderer des nächtlichen Stoffwechselgesche-hens sein. Hinzugefügte pflanzliche Auszüge können das Wirkungsspektrum erweitern. Von entscheidender Bedeutung ist allerdings, daß die Rezepturbestandteile keine abdichtenden, die Hauttranspiration beeinträchtigende Wirkung haben, da die Ausscheidungsvorgänge der Haut nachts verstärkt stattfinden.

In diesem Zusammenhang erklärt es sich fast von selbst, daß mineralische Öle und Fette und Erdölderivate, die einen abdichtenden Ölfilm auf der Haut bilden, und all die vielen künstlichen Zusatzstoffe, Wirkstoffe, Konservierungsstoffe usw. eine gesundende Hautpflege verhindern.

Nachtcreme = Pflegecreme

Seit einiger Zeit besteht der Trend, «Nachtcreme» durch «Pflegecreme» zu ersetzen und diese als ein All-round-Produkt anzubieten. So werden diese Cremes, die einen mittleren Fettgehalt aufweisen, auch zur Tagespflege bei trockener Haut empfohlen (Logona, Lavera).

Nachtpflege fettfrei

Eine Spezialität der Dr. Hauschka-Kosmetik von Wala ist das seit Jahrzehnten erprobte fettfreie Flüssigpräparat, das aus einer Ampulle entnommen und auf die gereinigte Haut aufgetragen wird. Die kurmäßige Anwendung über einige Wochen mit zwei Ampullen pro Nacht dient der allgemeinen Normalisierung des Hautbildes. Zwei Sorten stehen zur Auswahl: „Hautkur“ und „Hautkur Sensitiv“; letztere wird bei Couperose empfohlen. Umstellungsschwierigkeiten und Spannungsgefühl verlieren sich in der Regel.

Zur fettfreien Nachtpflege ebenfalls geeignet ist, in geringer Menge aufgetragen, die Weleda Iris-Erfrischungsmaske (früherer Produktname: Irisgelee).

Tagespflege

Das Wissen um den Wert eines Tagespflegeproduktes ist inzwischen Allgemeingut geworden. Wesentlich dazu beigetragen haben die intensiven Aufklärungskampagnen der Umweltschutzverbände. Umweltschäden, Luft- und Wasserverschmutzung, Strahlenbelastung gehören zu den täglichen Medienmeldungen. Es ist allzu verständlich, daß man vor seiner Haut ein «Schutzschild» aufstellen möchte.

Aufgabe der Tagespflege

Durch die Tagespflege soll ein transparenter, also nicht zu stark abdichtender Schutzfilm auf die Haut gelegt werden, der das Eindringen von Schmutzpartikeln in die Porengänge verhindert. Gleichrangig wichtig ist ihre schützende Funktion vor klimatischen Einflüssen wie Wind, Kälte oder Hitze und vor der Raumluftbeschaffenheit, die in vielen Fällen für eine austrocknende und reizende Wirkung verantwortlich zu machen sind. Besonders negativ auf den Feuchtigkeitsgehalt der Haut wirken sich klimatisierte Räume im Sommer und überheizte Zimmer im Winter aus.

Pflegemilch / Feuchtigskeitscreme

Welche Produkte stehen zur Auswahl? Die meist fettarmen Produkte gehören dem Emulsionstyp O/W, Öl-in-Wasser, an. Das heißt: Ihr Wassergehalt (durchschnittlich 80%) ist wesentlich höher als der Ölanteil (durchschnittlich 20 %). Dadurch vermitteln sie Frische und Leichtigkeit und sind bestens handhabbar. Doch für die Hersteller von Naturkosmetik wirft diese sehr beliebte Form der Tagespflege eine Menge Probleme auf, wenn konsequent nur natürliche Stoffe eingesetzt werden sollen. Denn mit chemisch-synthetischen Hilfsstoffen, wie Emulgatoren, Stabilisatoren und Konservierungsmitteln, und aus Erdöl hergestellten Fetten, wie z. B. mikrokristallinen Wachsen, sind Haltbarkeit, Konsistenz und Emulsionsstabilität ohne Schwierigkeiten zu garantieren. Naturkosmetikerinnen und Dermatologen sehen jedoch die eingearbeiteten Feuchtigkeitsfaktoren vermehrt kritisch. Diese werden in die Haut eingeschleust oder auf sie aufgetragen, um ihr von außen Feuchtigkeit zuzuführen. Sie sind entweder von vorneherein künstlich hergestellt, wie zum Beispiel Sodium Acrylate / Vinyl Alkohol Copolymer, Sodium PCA, Inosit. Oder es sind ursprünglich natürliche Stoffe, die jetzt synthetisch hergestellt werden, wie zum Beispiel *Harnstoff* (Urea), *Milchsäure* (Lactic Acid), oder aber sie werden aus Schlachttierabfällen gewonnen, wie *Hyaluronsäure* (aus Hahnenkämmen, Dünndarm etc.), *Collagen* aus Knorpeln, Sehnen und Häuten, *Elastin* aus Sehnen. (Beim Naturkosmetik-Hersteller I & M erklärt man, daß die verwendete Hyaluronsäure aus Milchproteinen und Zucker gewonnen werde.) Durch eine Quellwirkung auf der äußersten Hautschicht haben diese synthetischen Stoffe oder die tierischen Eiweißverbindungen die Möglichkeit, die Wasseraufnahmefähigkeit der Hornschicht zu erhöhen.

Die vielgepriesenen Hohlkügelchen, die *Liposome* (auch Niosome oder Hydrosome genannt), die in ihrem Innern wäßrige Lösungen transportieren können, dringen am tiefsten in die Hornschicht ein und geben dort ihren Inhalt frei. Allein die Tatsache, daß erfindungsreich über Schleichwege oder Tricks Stoffe in die Haut gebracht werden, die normalerweise nicht dorthin gelangen können, wirft ernste Fragen auf.

Die vordergründige Wirkung von Feuchtigkeitscremes dieser Art ist ein für einige Stunden frischeres Aussehen und eine leichte Hautglättung. Die Kehrseite in der Daueranwendung zeigt sich leider oft in einer deutlichen Steigerung des Trockenheitszustandes der Haut. Vermeintliche «Feuchtigkeitsspender» entpuppen sich als «Feuchtigkeitsentzieher». In das natürliche Gefüge und Gleichgewicht von Fett und Flüssigkeit in der Haut (Hydro-Lipid-Mantel) wird empfindlich eingegriffen, und nicht selten enden die auftretenden Probleme in der Praxis des Hautarztes mit der Diagnose «periorale Dermatitis».

Sicher, der Feuchtigkeitsgehalt in der oberen Hautschicht ist wesentlich am guten Aussehen der Haut beteiligt. Er wird aber von der Haut zusammen mit Fett selbst produziert und nach Verlusten auch wieder selbst reguliert.

Hier schützend und unterstützend einzuwirken ist Ziel der *Naturkosmetik-Hersteller.* Im Bereich der natürlichen «Feuchtigkeitspflege» ist die Auswahlmöglichkeit unter den dazu benötigten Rohstoffen sehr eingeengt. Vor allem dann, wenn gemäß den Richtlinien der Naturkosmetik-Hersteller auf Substanzen vom toten Tier verzichtet wird und nur pflanzliche Stoffe verwendet werden. Bevorzugt werden dann beispielsweise ein Auszug von *Aloe vera, pflanzliches Glyzerin* und das aus Algen gewonnene *Alginat.* Entscheidend für die Wirksamkeit ist aber auch, welche Fette und Emulgatoren die Grundlage des Produktes bilden und ob dadurch die Gesamtkomposition einen Beitrag zur Feuchtigkeitsbewahrung, zum Schutz vor zu starker Abdunstung, leisten kann. So sind in empfehlenswerten Feuchtigkeitspräparaten u. a. *Jojobaöl,* andere pflanzliche Öle, *Lezithin, Wollwachs* und *Bienenwachs* enthalten.

Empfehlenswert als Naturkosmetik-Tagespflegemilch

- Martina Gebhardt Rosen-Gesichtsmilch
- Dr. Hauschka Gesichtsmilch
- Weleda Wildrosen-Pflegemilch (zur Ganzkörpereinreibung, aber auch zur Gesichtspflege geeignet)

Empfehlenswert als Naturkosmetik-Feuchtigkeitscremes

Feuchtigkeitscremes der Firmen
- Logona
- Lavera und der Reformhaus-Kosmetikmarken, wie
- Börlind
- Extracta
- Elektrobio

weisen insgesamt eine gute Qualität auf, wenngleich im einen oder anderen Fall kleinere Zugeständnisse gemacht werden und chemisch veränderte Naturstoffe zum Einsatz kommen.

Eine Besonderheit innerhalb dieser Produktgruppe ist die Weleda Iris-Feuchtigkeitscreme.

Weleda Iris-Feuchtigkeitscreme

Alle Präparate aus der Iris-Gesichtspflege-Serie der Weleda zeichnen sich durch die Fähigkeit aus, die hauteigene Fett- und Feuchtigkeitsregulation zu unterstützen. So verleiht auch eine Zubereitung aus dem Wurzelstock der *Iris germanica,* der deutschen Schwertlilie, dieser leicht fettenden Creme eine spürbar günstige Wirkung auf das Wasserbindevermögen der Haut.

Gemäß der anthroposophischen Naturerkenntnis können Pflanzen in entsprechender Zubereitung einem Stoff einen «Abdruck» ihres Wesens einprägen und diesen im Sinne eines Leitbildes dem Menschen zur Verfügung stellen. Aber was können die feinstofflichen Prozesse im Hautorgan von der Iris «lernen»?

Bei der Betrachtung der Familie der Schwertliliengewächse fällt bei einigen Vertretern eine Vorliebe zum feuchten Standort auf, während andere eher den trockenen Untergrund bevorzugen. Zu letzteren gehört die Iris germanica. In ihrem sehr vitalen, dicken Wurzelstock (Rhizom), der, meist nur knapp mit Erde bedeckt, die «Jahresringe» sichtbar zeigt, wird alles verfügbare Wasser energisch gespeichert und wie eine Kostbarkeit eingebunden. Die so

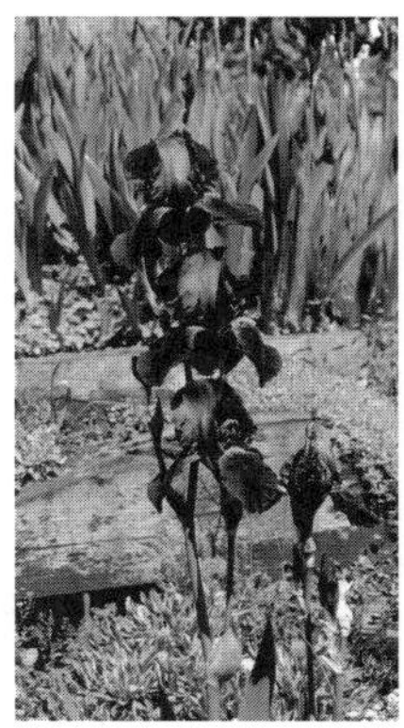

Abb. 6: Iris germanica

entstehende Substanz bezeichnet der Analytiker als «Schleimstoff». Dem eindrucksvollen Fächerwerk der Blätter, dem knackigen Stengel und der wunderschönen, zart duftenden Blüte teilt das Rhizom nach Maß die vorhandene Feuchtigkeit zu, ohne sich selbst zu verausgaben und seine Regenerationsfreude zu beeinträchtigen. Durch eine vertiefte goetheanistische Betrachtung kann der Bezug der Iris zur Haut transparent werden: Die Iris gibt der Haut ein Leitbild für den richtigen Umgang mit den Wasserprozessen, für das Haushalten mit der Feuchtigkeit.

Halbfette Tagescreme Die meist niedrigen Fettgehalte von Gesichtsmilch und Feuchtigkeitscreme sind bei trockener Haut und intensiv fett- und feuchtigkeitszehrenden klimatischen Bedingungen nicht ausreichend. Eine Tagescreme mit erhöhtem Fettgehalt ist in diesen Fällen anzuraten.

Der Emulsionstyp O/W ist für Cremes dieser Art besonders geeignet. Der dem Wasser zugefügte Ölanteil kann je nach Bedarf auf 40 % bis maximal 50 % gesteigert werden. Enthält die Rezeptur pflanzliche Öle, Bienenwachs, Wollwachs und/oder Rosenwachs, so kann die Haut diese Fette gut annehmen, ohne einen störenden Glanz zu bilden, sparsame Anwendung vorausgesetzt.

Das Gefühl, «unter der Creme zu schwitzen», wie «abgedichtet» zu sein, tritt nur bei Tagescremes auf, die mineralölhaltig sind oder synthetische Wachse enthalten, oder wenn zu viel Creme aufgetragen wurde.

Eine der wenigen Naturkosmetikfirmen, die klar zwischen fettarmer Feuchtigkeitscreme, halbfetter Tagescreme und fettreicher Nachtcreme unterscheiden, ist die Weleda. Die Tagespflegecreme mit mittlerem Fettgehalt der Weleda ist die halbfette *Iris Tagescreme.* Sie schützt zuverlässig und unterstützt gleichzeitig, wie alle Iris-Präparate, die Selbstregulierungskräfte der Haut. So ist sie für alle Hautbilder und für jedes Alter geeignet.

Bei einigen Naturkosmetikfirmen (Logona, Lavera), die ihre Cremes als «Pflegecreme» sowohl für die Tages- wie auch für die Nachtpflege anbieten, kann man davon ausgehen, daß sie dem Cremetyp «halbfett» entsprechen. Hierzu gehört noch die Weleda

Mandel-Gesichtscreme, die bei sehr empfindlicher, trockener Haut als Tagespflegecreme wie auch zur Nachtpflege verwendet werden kann.

Fettreiche Tagescreme / Gesichtsöl

Mit fettreichen Tagescremes bzw. mit Gesichtsölen arbeiten vorwiegend die Firmen, die in ihrem Pflegekonzept für die Nachtphase keine fetthaltige Creme vorgesehen haben und bevorzugt wäßrige Konzentrate – aus der Ampulle aufgetragen –anbieten. Eine fettreichere Tagespflege empfiehlt sich auch für die sehr zarte, schutzbedürftige (trockene) oder zu trockenen Ekzemen neigende Haut beim Aufenthalt in rauher, kalter Luft oder, je nach Rezeptur, auch nach Sonnenbädern.

Zur Auswahl stehen
- Weleda: Mandel-Gesichtsöl, Wildrosenöl, Coldcream, Hautcreme, Citrus-Hautcreme
- Dr. Hauschka: Gesichtsöl, Rosencreme
- Tautropfen: Rosenöl-Gesichtsöl, Rosencreme, Lavendelcreme, Wintercreme (wasserfrei)
- Martina Gebhardt: Rosencreme, Aloe vera-Hautcreme
- Miéla: Avocadoöl.

Tagescreme mit Lichtschutzfaktor

Es ist verständlich, daß viele Verwender/-innen nach Produktaussagen suchen, die den Lichtschutzfaktor (LSF) angeben. Widersprüchlichkeiten und Angstmacherei verunsichern die Menschen. Dieses Thema wird auch in der Fachwelt sehr kontrovers diskutiert.

Ergibt sich der LSF aus den natürlichen Inhaltsstoffen, ist dies zu begrüßen. Zugesetzte synthetische Filtersubstanzen sind nur bei wirklichem Bedarf angezeigt. Wer sich die meiste Zeit in Räumen aufhält, benötigt *keine* Tagescreme mit LSF.

Nur wer sich überwiegend im Freien aufhält, sollte als Tagesschutz eine Sonnenschutzcreme auftragen. Ideal für unsere Breitengrade bis hin in die Mittelmeerländer ist die Weleda Sonnenschutzcreme LSF 8. In Ausnahmefällen, wenn ein langer Aufenthalt in der Sonne unvermeidlich ist, kann zu Dr. Hauschka Sonnencreme LSF 20 geraten werden.

Im übrigen ist dem Sonnenschutz der Haut ein eigenes Kapitel in diesem Buch gewidmet (s. S. 95ff.).

Getönte Tagescreme Eine Sonderstellung nehmen die getönten Tagescremes ein. Sie werden im Unterkapitel «Kosmetik – Spiel der Farben» (S. 74ff.) besprochen.

Gesichtsdampfbad

Kopf- und Gesichtsdampfbäder gehören zu den bekanntesten Heilmethoden der Phytotherapie und der Naturheilkunde allgemein. Über den Dampf entfalten die Pflanzenauszüge ihre heilsame Wirkung auf die Haut und aktivieren die körpereigenen Immunkräfte; Entzündungen und Infektionen wird vorgebeugt. Die feuchte Wärme des Gesichtsdampfbades öffnet nicht nur die Poren für einen besseren Talgabfluß, sondern sie erreicht über die Nase auch die Neben- und Kieferhöhlen und dringt in den Rachenraum bis zu den Bronchien vor. Die reinigende Wirkung (für die Oberhaut) ist beachtlich!

Auswahlkriterien Die Auswahl der Heilkräuter oder ätherischen Öle ist vom Ziel der Therapie abhängig. Dabei sind rückstandskontrollierte Pflanzen und Öle, die aus biologisch-dynamischem oder kontrolliert biologischem Anbau stammen, den konventionell angebauten vorzuziehen.

Als *Fertigpräparat* mit hervorragender Wirkung bei *fetter, unreiner Haut* ist das «Gesichtsdampfbad» von Dr. Hauschka zu empfehlen (Anleitung siehe Packung).

In die gleiche Wirkungsrichtung zielen Dampfbäder mit Salbei, Feldstiefmütterchen, Thymian, Klettenwurzel und Ringelblume.

Als *beruhigend* und entspannend bei *irritierter Haut* kann man Fenchel, Lavendel, Melisse, Rose erleben. Ebenso wirken die Zubereitungen von 1/2 Teelöffel Weleda Lavendel-Bademilch oder 1/2 Teelöffel Weleda Fichtennadel-Bademilch oder 1 Eßlöffel Tautropfen Rosenwasser.

Belebend auf die «abgespannte», welke, *trockene* Haut wirken Rosmarin, Weißdornblüten, Borretschblätter.

Die Übergänge des Wirkungsspektrums sind zum Teil fließend, eine strenge Abgrenzung ist nicht nötig.

Durchführung

Haare zurückstecken und eine sanfte Grundreinigung vornehmen. In einen Topf oder eine Schüssel eine Handvoll Kräuter bzw. die angegebene Menge des Fertigpräparates schütten und mit 1 Liter kochendem Wasser übergießen. Das Gesicht über die dampfende «Kräuterquelle» beugen, den individuell angenehmen Abstand wählen und für ca. 10 Minuten den Kopf mit einem großen Frotteehandtuch abdecken. Der kostbare Dampf sollte möglichst nicht entweichen. Je trockener und empfindlicher die Haut ist, umso geringer sollte die Hitze sein.

Nach dieser «Gesichtssauna» die Schweißperlen mit einem Papiertüchlein abtupfen und eine milde Erfrischung mit Wasser vornehmen. Mitesser (Komedonen) und «reife» Pickel (hellgelbe Pünktchen) können nach dieser Erweichung mit leichtem Druck entfernt werden (Papiertüchlein um die Finger legen). In jedem Fall mit alkoholischem Gesichtswasser die entleerte Stelle desinfizieren.

Gesichtskompresse

Anstelle der Anwendung als Gesichtsdampfbad können die Kräuteraufgüsse auch für Kompressen verwendet werden. Besonders günstig bei Couperose (erweiterte Äderchen). Hierzu wird der Kräuteraufguß abgesiebt und ein Gästehandtuch in die Flüssigkeit getaucht. Gut ausdrücken und so warm wie verträglich auf das Gesicht legen. Mehrmals wiederholen, mit kühler Kompresse oder Abspülung enden.

Das Gesichtsdampfbad und auch die Gesichtskompresse sind eine ideale Vorbereitung für die Anwendung einer Maske / Packung oder eines Peelings.

Gesichtsmasken – Gesichtspackung

Sie werden hochgepriesen und in der Werbung mit Superlativen ausgestattet, wie «die schnellen Schönmacher» oder «Masken wirken Wunder». Es ist unbestritten, daß Masken, einmal wöchentlich angewandt, eine intensive Wirkung auf der Haut entfalten und ihr Aussehen verbessern helfen. Aber, um ein Beispiel zu nennen, bei einer durch Rauchen geschädigten Haut können sie eben keine Wunder bewirken. «Schönheit kommt von innen» hängt zusammen mit der ganzen Lebensgestaltung, die Pflege ist nur ein Teil davon.

Wie unterscheiden sich Maske und Packung?

Die Unterscheidung von Maske und Packung scheint es nur in der deutschen Sprache zu geben. Im Englischen werden beide Kosmetika als «pack» und im Französischen als «masque» bezeichnet.

Die Maske trocknet an

Maske ist in der deutschen «Kosmetiksprache» zunächst der Überbegriff, und in zweiter Linie werden jene Produkte damit bezeichnet, die einen gipsähnlich antrocknenden Film bilden und die Gesichtszüge darunter «erstarren» lassen. Dazu zählen die sogenannten *Mineralstoffmasken,* die aus Lehm (Heilerde) oder Vulkanerde / Lavaerde (nordafrikanische Tonerde), Schlamm, weißer Tonerde (Bolus alba), Seesand und Wasser angerührt werden. Weiterhin sind es Zubereitungen mit Hefe, Kleie, Weizenkeimen, Eigelb, Dr. Hauschka Gesichtsmaske sowie einige der *abziehbaren Masken.* Als Reaktion auf diese stark abdichtende Auflage tritt eine verstärkte Durchblutung ein. Als reinigend, entgiftend, entzündungswidrig, heilungsanregend könnte man die Wirkung charakterisieren. Für die empfindliche, zu Couperose neigende Haut sind anstelle dieser Masken Packungen anzuraten.

Anwendung

Die pulvrigen Substanzen, ca. 1 gehäufter Teelöffel, werden in einem Schälchen mit lauwarmem Wasser zu einem nichttropfenden Brei verrührt und auf die gereinigte Haut mittels Pinsel (Kuchenpinsel) aufgestrichen. Augenumgebung und Lippen werden freigehalten.

Beispiele für Gesichtsmasken

Gesichtsmaske mit Bolus alba (Weiße Tonerde)

Dieses Rezept der Autorin ist geeignet für die grobporige, fette, unreine Haut: 1 Teelöffel Bolus alba (in Apotheken erhältlich) mit einigen Tropfen Wasser und Weleda Iris-Reinigungsmilch classic anmischen, bis ein verstreichbarer Brei entsteht.

Wenn die Haut gleichzeitig reizempfindlich ist, werden anstelle des Wassers einige Tropfen Weleda Mandel-Gesichtsöl zur Verfeinerung zugefügt.

Augenpartie und Lippen bleiben frei.

Gesichtsmaske mit Bäckerhefe

Bäckerhefe zerbröckeln und in lauwarmer Milch auflösen bis zur streichfähigen Konsistenz.

Gesichtsmaske mit Eigelb

1 Eigelb verquirlen; mit 1 Teelöffel Kleie oder Weizenkeimen, 1 Teelöffel zerbröckelter Hefe und 2 Eßlöffel Milch oder Joghurt verrühren, bis eine breiige Masse entsteht. Auftragen wie zuvor beschrieben.

Nach etwa 15 Minuten Einwirkungszeit und Antrocknung werden diese Masken mit einem feuchtwarmen Kompressentuch angeweicht, sanft abgewischt und gründlich warm abgewaschen. Trockentupfen und abschließend eine kleine Menge Pflegecreme aufstreichen.

Gelmasken

Gelmasken sind fettfreie, kühlende Zubereitungen mit beruhigender Wirkung nach Streßsituationen. Während der fünf- bis zehnminütigen Einwirkungszeit kann das Gel mit kühlen (auf Wunsch auch warmen) Kompressentüchern feucht gehalten werden. Durch den Kältereiz ziehen sich zunächst die Blutgefäße zusammen. Bei der nachfolgenden Durchblutungssteigerung erweitern sie sich, und die Ausscheidungsfähigkeit der Haut wird verstärkt. Ein wäßriger Stau, zum Beispiel eine Schwellung im Augenbereich, kann leichter abgeleitet werden.

Weleda Iris-Erfrischungsmaske

Herausragend hinsichtlich der Reinigungswirkung und der Natürlichkeit der Rezeptur ist die Weleda Iris-Erfrischungsmaske (früherer Produktname Irisgelee) mit ihrer feuchtigkeitsregulierenden Wirkung. Die Spannkraft wird bei müder und welk aussehender Haut erstaunlich verbessert!

Die Iris-Erfrischungsmaske kann auch als Grundlage für eigene Maskenkreationen verwendet werden. Es eignen sich als Zusatz: frisch gepreßter Zitronensaft, Quark, Honig, geraspelte Gurke.

Packungen haben im Gegensatz zur Maske im klassischen Sinn eine cremige Konsistenz und bleiben während der Einwirkungszeit weich. Es tritt kein Spannungsgefühl auf. Die unter der Packung entstehende milde Wärme stimuliert die Hautfunktion. Verhärtete Talgpfropfen in den Poren werden aufgeweicht, und die in die Rezeptur eingearbeiteten Pflanzen können ihre Wirkung voll entfalten. Auch der Feuchtigkeitshaushalt der Haut kann günstig beeinflußt werden; alles unter der Voraussetzung, daß die Inhaltsstoffe eine naturgemäße Beziehung zur Haut haben. Dann können mit Packungen die trockene, überreizte, empfindliche Haut, also die Haut, die zu stark im Nerven-Sinnes-Bereich tätig ist, aber auch die Haut, die sich in zu starker Stoffwechseltätigkeit verausgabt (unreine, fette Haut mit Reizzonen), zu einem harmonischen Ausgleich geführt werden.

Naturkosmetik-Packungen

Nur eine kleine Auswahl erlesener Packungen aus der Tube steht der Naturkosmetikerin zur Verfügung:

- *Weleda Mandel-Gesichtsmaske* unterstützt die sensible, trockene Haut – auch bei starken Reizzuständen – in der Regenerationsphase und besänftigt das gereizte «Hautnervenkostüm». Dank ihrer Milde ist sie auch zur Pflege der Neurodermitishaut geeignet, ebenso bei trockener Altershaut und, in Absprache mit dem Hautarzt, beim trockenen Ekzem.
- *Dr. Hauschka-Gesichtspackung*
- *Weleda Iris-Intensivpflegemaske* (bisheriger Produktname: *«Gesichtsmaske mit Mandelöl»).*

Die beiden letztgenannten Packungen von Dr. Hauschka und Weleda können bei jeder Haut angewendet werden (Ausnahme: hochsensible, allergisch reagierende Haut; siehe dann unter Mandel-Gesichtsmaske). Die Wirkungen – verbesserte Durchblutung, Erfrischung, Weichheit und Straffung der Haut – halten sich wunderbar die Waage.

Mit einer kleinen Einschränkung (bezüglich von zwei Hilfsstoffen in der Rezeptur) können auch die «Masken» = Packungen von I & M in die Empfehlung aufgenommen werden: Freistil-Maske (duftneutral), Aloe-Avocado-Maske, Karité-Honig-Maske.

Packungen selbstgemacht

«Einmal-Packungen», die im Normalfall für jede Haut geeignet sind (Rezepte nach Stephanie Faber, in kleiner Abwandlung durch die Autorin):

Quark-Packung – belebend, hautglättend
Zutaten: 1 gehäufter Teelöffel Fettcreme unparfümiert (z. B. Weleda Mandel-Gesichtscreme), 1 _ Eßlöffel Quark (zimmerwarm), 1 Teelöffel Bienenhonig flüssig.

Zubereitung und Anwendung: Daraus eine geschmeidige Masse rühren. Eventuell muß bei festem Quark die Crememenge etwas erhöht werden. Eine halbe Stunde auf gereinigtem Gesicht, Hals und Dekolleté einwirken lassen, mit warmem Wasser abnehmen. (Augenpartie und Lippen bleiben wie immer frei).

Aprikosen-Cremepackung – fein duftend, erfrischend, hautglättend
Zutaten: eine halbe große (1 kleine) geschälte, weiche Aprikose, 1 Teelöffel Fettcreme unparfümiert (Weleda Mandel-Gesichtscreme), einige Tropfen Weleda Mandel-Gesichtsöl oder Dr. Hauschka Gesichtsöl.

Zubereitung und Anwendung: Das weiche Fruchtfleisch in einem Schälchen zerdrücken, Creme und Öl portionsweise einarbeiten und zügig glattrühren. Cremebrei auf gereinigte Haut auftragen, nach 30 Minuten oder später lauwarm abwaschen.

Heilerde-Mandelöl-Packung
Das Ende der sechziger Jahre von der Autorin entwickelte Rezept hat sich seither unzählige Male als hilfreich erwiesen bei trockener, «stumpfer» Haut und besonders zur Reizlinderung von Problemhaut (jugendliche Aknedisposition).

Zutaten: 1 gehäufter Teelöffel Heilerde (Luvos 2 oder Luvos 1 oder Luvos ultra), Weleda Mandel-Gesichtsöl.
Zubereitung und Anwendung: Heilerde und so viel Mandel-Gesichtsöl in einem Schälchen verrühren, bis ein streichfähiger schokoladefarbener Brei entstanden ist. Bei wärmebedürftiger Haut das Schälchen noch im Wasserbad erwärmen. Den Brei vorzugsweise mit einem sauberen Küchenpinsel auf das gereinigte

Gesicht oder an anderen Problemzonen, z. B. unreiner Haut am Dekolleté, gleichmäßig aufstreichen – um Augen und Lippen frei lassen. Nach 20 bis 30 Minuten den Hauptteil der Heilerde-Pakkung zunächst mit Kosmetiktüchlein oder, noch hautschonender, mit angefeuchteter Watte abnehmen und abschließend ein feuchtwarmes Kompressentuch (Gästehandtuch) auf das Gesicht legen, mit dem dann die Reste abgewischt werden. Wenn eine kühle Abwaschung angenehm empfunden wird, kann diese noch folgen.

Die Reihe der Masken / Packungen zur Selbstherstellung ließe sich noch fortsetzen, zum Beispiel frische Gurkenscheiben auflegen, Bananen- oder Avocado-Brei auftragen etc. Vorlieben, Abwechslung, Zeitaufwand, Wirkung, Natürlichkeit und Reinheit bei Fertigprodukten werden Kriterien der Auswahl sein.

Schälkur (Peeling)

Peelings scheinen die große Entdeckung auf dem Kosmetikmarkt zu sein. In der einschlägigen «Fach- und Laienliteratur» wird dem Leser nahegebracht, daß ein Peeling zum wöchentlichen Pflegeprogramm gehöre. «Ein- bis zweimal in der Woche» bis zu «jeden zweiten Tag» reichen die Empfehlungen. Der Zweck sei, abgestorbene Zellen von der Hautoberfläche zu entfernen und die darunterliegenden jüngeren Zellen zum Vorschein kommen zu lassen. Das Zellwachstum werde beschleunigt, der Teint wirke strahlender und jünger!

Pauschalanweisungen sind mit Vorsicht zu betrachten

Nun ist ein Peeling, von Zeit zu Zeit und bei bestimmten Hautdispositionen mit den richtigen Mitteln fachmännisch durchgeführt oder angeleitet, durchaus eine sinnvolle, manchmal sogar notwendige Anwendung. Keinesfalls kann und darf daraus eine Pauschalanweisung für jedermann abgeleitet werden, weil wirtschaftliche Aspekte und Interessen im Hintergrund das Verbraucherverhalten steuern und bestimmen wollen. – Die einzige Rechtfertigung für ein wöchentliches Peeling könnte darin zu suchen sein, daß nur noch so die von Mineralölprodukten und sonstigen Kunsterzeugnissen verstopften Poren befreit werden können. Damit stellt sich diese Art von «Pflege» aber selbst in Frage!

Das Abstoßen von abgestorbenen Hornzellen ist ein selbständig ablaufender Vorgang, ebenso das Nachreifen junger Zellen. In einem Wachstums- und Reifungsrhythmus von ca. 28 Tagen ist der Zyklus abgeschlossen.

Häufige Peelings schwächen die Schutzfunktion der Haut

Die in Peelings enthaltenen Schleifkörper – ob natürlichen oder künstlichen Ursprungs – können, je nachdem, wie glatt ihre Körnungsränder sind und wie intensiv damit auf der Haut massiert wird, auch die noch nicht ausgereiften Zellen beschädigen. Bei häufigen Peelings hinkt die Zellneubildung hinterher. Das heißt, die schützende Hautkeratinhülle, die äußerste Hornschicht, wird empfindlich beeinträchtigt, sie wird dünner und wesentlich anfälliger für alle Außeneinwirkungen, wie Austrocknen, Sonnenbrand, Pilzinfektionen und andere bakterielle und virale Einflüsse. Die hauteigene Feuchtigkeit dunstet viel stärker ab, und die feinen Blutgefäße der Haut können auf Temperaturschwankungen weniger schnell reagieren. Vom Standpunkt einer auf anthroposophischen Erkenntnissen begründeten Kosmetik muß daher von der unkontrollierten und undifferenzierten Anwendung von Schälkuren abgeraten werden.

Wann ist ein Peeling sinnvoll?

1. Besteht der Wunsch, von herkömmlicher Kosmetik auf echte Naturkosmetik umzustellen, so ist es richtig, *einmal* zu Beginn die Haut von Resten mineralölhaltiger oder anderer synthetischer Fettkomponenten zu befreien.
2. Wenn die Ich-Organisation sich vorzeitig aus dem Hautgeschehen herauszuziehen beginnt, kann eine verhärtete Hautstruktur und eine atrophische, gealtert wirkende Haut durch ein gelegentliches Peeling «aufgeweckt» werden.
3. Bei einer fetten (seborrhoischen), großporigen, mit Mitessern (Komedonen), Milien («Hirsekörnern») übersäten Haut sind Talgverhärtungen in den Porenausführungsgängen ein häufig

anzutreffendes Problem. Um einer Primär- und Sekundärentzündung vorzubeugen und das Erscheinungsbild der Haut zu verbessern, sind behutsam ausgeführte Schälkuren ein wichtiger Bestandteil des Pflegeplanes. Je nach Zustand der Haut kann die Anwendung alle zwei bis drei Wochen hilfreich sein. In der Zwischenzeit sollte die Haut mit Gesichtsdampfbad und Masken behandelt werden.

4. Im Bereich der hautärztlichen Behandlung können dermatologische Schälkuren verordnet werden bei: Narben- und Keloidnarben-(Wulstnarben-)Bildung, Sommersprossen, Pigmentflekken, Akne etc. Für das Abtragen der obersten Hornlamellen werden zum Beispiel biologische Wirkstoffe wie Enzyme (Fermente) oder Fruchtsäuren (Vitamin-A-Säuren) und chemisch-synthetische Stoffe eingesetzt. Diese Behandlungen, auch mechanische Schleifungen, werden nur in der Zusammenarbeit von Hautarzt und Kosmetikerin ausgeführt.

Welche Zubereitungen sind zu empfehlen?

In dem vorangegangenen Abschnitt über die Anwendung der Mineralstoffmasken (siehe S. 42)sind bereits die Möglichkeiten aufgezeigt, mit denen *auch* eine Schälkur durchgeführt werden kann. Die Abweichung in der Anwendungsempfehlung besteht lediglich darin, daß nach der Einwirkungszeit die Maske nicht aufgeweicht und abgewaschen wird, sondern nur mit angefeuchteten Fingerspitzen sanft abgerubbelt wird. Dabei lösen sich alle feinen Verhornungen mit ab. Abschließend das Gesicht bzw. die behandelte Hautpartie lauwarm abwaschen und für einige Minuten ein feucht-kaltes Tuch auflegen und zuletzt eine beruhigende Pflegecreme (Weleda Hautcreme, Dr. Hauschka Rosencreme) hauchdünn auftragen.

An Fertigpräparaten sind im Naturwarenfachhandel von Lavera und I & M Peelingcremes zu erhalten, ebenso im Reformhaus von den dort vertretenen Marken.

Die schonendste und gesündeste Form, um Hornschüppchen «loszuwerden» und die Hautfunktionen zu aktivieren, sind Trockenbürstungen. Es gibt spezielle Gesichtsmassagebürsten mit feinem Ziegenhaar. Wenn es etwas kräftiger sein darf, ist das Luffaschwämmchen ein guter Helfer. Einfach eine fingerdicke Scheibe von einer Luffagurke (damit ist das Zellulosegerüst dieser Gurke gemeint) abschneiden und ohne Druck in kleinen Kreisen das Gesicht massieren.

Augenpflege

Spezielle Augenfaltencremes sind oft problematisch

Glaubt man der Werbung, so ist die Anwendung einer speziellen Augenfaltencreme ein kosmetisches Muß. Als besonders mild und besonders «reichhaltig» werden sie angepreisen. Die momentane Quellwirkung in der zarten Lidumgebung zeigt zwar bisweilen eine optische Verbesserung der Augenfältchen, nach einigen Stunden läßt die Wirkung aber nach, und die Falten sind sichtbar wie zuvor. In der Folge weist die Haut oftmals schon nach wenigen Wochen mehr Trockenheitslinien auf. Leider berichten auch einige Verwenderinnen über Unverträglichkeiten, Anschwellen der Augenlider und Tränensackbildung. Es ist deshalb sehr zu empfehlen, die Inhaltsangaben von Augenfaltencremes auf ihre Natürlichkeit hin zu prüfen und vorsichtig zu testen.

Naturkosmetika sind auch für die Augenumgebung geeignet

Im Grunde genommen müßte man davon ausgehen können, daß jede Creme, die im Gesicht zur Anwendung kommt, auch mild genug für die Augenumgebung ist. Dies gilt uneingeschränkt für alle Weleda Cremes aus dem Kosmetiksortiment, für Rosencreme, Gesichtsmilch, Gesichtsöl von Dr. Hauschka, Cremes und Gesichtsöle von Tautropfen, Gesichtspflegeprodukte von Martina Gebhardt. Als Ergänzung haben Wala und Tautropfen eine spezielle Augenlidpflege-Creme (weichere Konsistenz) in ihr Sortiment aufgenommen.

Weleda-Kundinnen verwenden mit Begeisterung das sehr milde Mandel-Gesichtsöl, um die empfindliche Augenpartie vor Austrocknung zu schützen, wenn zusätzlich zur verwendeten Tages- oder Nachtcreme eine Pflege nötig wird. Gute Erfahrungen liegen auch für die Iris-Tagescreme vor. Auf den Fingerkuppen werden ein bis zwei Tröpfchen Öl verteilt (nicht mehr!). Damit streicht man ringförmig – ohne Druck – um die Augen. Genauso verfährt man beim Auftragen von Creme. So kann nicht versehentlich Öl oder Creme ins Auge gelangen. (Siehe auch den Hinweis zur Augen-Make-up-Entfernung auf S. 84)

Überanstrengung der Augen

An den Problemen mit müden, brennenden Augen kann man deutlich ablesen, wie stark das Nerven-Sinnes-System des Menschen überfordert wird. Dies ist nicht nur in der Arbeitswelt mit einer enormen Belastung der Augen durch die allgegenwärtige Bildschirmtätigkeit erlebbar, auch im Freizeit- und Alltagsbereich droht eine Überfrachtung, vor allem des Sehsinns, die bewältigt werden muß. Der berühmte Blick auf die grüne Wiese, der ganz schnell wieder regenerierende Qualitäten bringt, ist vielen Berufstätigen nur noch selten möglich.

Augenkompressen

Durch gezielte Pflegemaßnahmen kann ein Ausgleich geschaffen werden, der Folgeschäden vermeiden hilft. Nötig dazu sind nur fünf bis zehn Minuten Entspannungszeit mit kleinen Kompressen. Zwei Mull-Läppchen oder zwei Wattepads werden dazu mit kaltem Wasser getränkt und auf die Augen gelegt.

Außerdem haben sich besonders bewährt:

- Dr. Hauschka Augenfrische (Einzeldosierung)
- Tautropfen Rosenwasser (Wattepads damit tränken)
- Augentrosttee, Grüner Tee, Schwarzer Tee (normale Zubereitung, sehr fein abgesiebt; Wattepads damit tränken)
- dünn abgeschnittene Scheiben einer frischen Gurke.

Hiermit können übermüdete, gerötete, geschwollene Augen entlastet werden.

Beschwerden am Auge, die über das normale Maß der oben geschilderten Symptome hinausgehen, sollten vom Arzt diagnostiziert werden.

Lippenpflege

Lippenpflege ist sinnvoll

Die empfindliche Haut der Lippen kann durch Witterungseinflüsse sehr schnell in Mitleidenschaft gezogen werden. Zur Vorbeugung und zur Behebung von Schäden, die sich in Trockenheit,

Rissen, Faltenbildung äußern und ihre Ursache in Kälte, trockener Zimmerluft, Klimaanlagen, starker Sonneneinwirkung, Salz- und Chlorwasser, Wind etc. haben, werden spezielle Lippenkosmetika angeboten – auch als ideale Grundlage für den farbigen Lippenstift.

Nur natürliche Stoffe auf die Lippen

Diese Zusatzpflege ist sehr einleuchtend und zu bejahen, wenn die Lippenpflegestifte und -cremes pflanzliche Fette und Öle wie Bienenwachs, Wollwachs und als Geschmackskorrigens echte ätherische Öle enthalten.

Die Lippenhaut nimmt eine Sonderstellung ein im Übergang von der Epidermis (Oberhaut) zur Mundschleimhaut. Durch die ständige Speichelbenetzung werden kosmetische Stoffe, die auf den Lippen «deponiert» sind, in den Organismus aufgenommen. Schon aus diesem Grunde ist die Reinheit der Inhaltsstoffe wichtig. Es kommt aber noch ein anderes Problem hinzu. Man kann – vor allem bei Jugendlichen – eine bestimmte Abhängigkeit von Lippenpomaden beobachten. Solche Pomaden enthalten als Fettkomponente einen hohen Anteil an Erdölprodukten, deren Fettfilm einen abdichtenden Effekt hat. Die Lippenschleimhaut kann sich demzufolge nicht mehr selbständig durchfeuchten und verdichtet sich, sozusagen als Selbstschutz gegen die fremden Fettkörper. Das daraus resultierende Trockenheits- und Spannungsgefühl wird durch erneutes Einsalben nur vermeintlich gebessert. Der negative Kreislauf beginnt!

Empfehlenswerte Produkte

Neben der natürlichen Zusammensetzung zeichnen sich empfehlenswerte Produkte durch sparsamsten Verbrauch und gute Anwendbarkeit aus. Zu ihnen zählen:

- Weleda Everon Lippenpflegestift mit natürlichem Lichtschutzfaktor 5 und einem besonders angenehmen Geschmack durch Rosen- und Vanilleextrakt
- Dr. Hauschka Lippenpflegestift
- Lavera Lippenbalsam-Stift geschmacksneutral
- Logona Lippenpflegestift LSF 6

In Cremeform:

- Dr. Hauschka Lippenkosmetikum im Tiegel
- Martina Gebhardt-Rosencreme
- Tautropfen-Rosencreme

Bei bereits vorhandenen Einrissen und blutigen Schrunden können Weleda Kindercreme und -Hautcreme, Tautropfen Ringelblumensalbe, Sano Calendula-Balsam (Klosterlaboratorium Lorch), Miéla Propolis-Hautschutzcreme und Propolissalbe aus dem Reformhaus sehr hilfreich sein. Ein bewährtes Hausmittel ist das Bestreichen der Lippen mit Honig.

Gesichtspflege in der Praxis

Zur Pflege gehört eine gute Vorbereitung

Freiraum Um sich den nötigen Freiraum zu schaffen, ist es wichtig, im persönlichen Zeitplan – oder wie man das modern nennt, im persönlichen Zeitmanagement – mindestens je 20 bis 25 Minuten für die Abend- und Morgentoilette einzuplanen.

Atmosphäre Die Badezimmergestaltung im großen wie die Liebe zum Detail im kleinen können viel zu einer wohltuenden Atmosphäre beitragen. Ein edler Duft, der von frischen Blüten ausströmt oder von einer Seife, die echte ätherische Öle enthält (z. B. Weleda Rosen-Pflanzenseife), kann angenehm über die Sinne stimulieren.

Mit Kosmetik beginnt der Morgen: Es sollte Freude bereiten, am Morgen, beim ersten Blick in den Badezimmerspiegel, sich zu begegnen. Auch wenn es manchmal eine recht fragwürdige Begegnung ist. Während man seine pflegenden, verschönernden, ordnenden Verrichtungen macht und sich so für den Tag vorbereitet, kann man ihm positive Gedanken entgegensenden.

Mit Kosmetik endet der Tag: Zwischen Tagesgeschäft und Nachtruhe sollte eine schöpferische Phase treten, ein Moment des Innehaltens, des Loslassens. Eine wertfreie Tagesrückschau zu halten, kann dafür eine gute Übung sein. (Abläufe rückwärts aufrollen ist auch als Einschlafhilfe zu empfehlen.) Oft genug wird der Feierabend, die Freizeit, überfrachtet mit Aktivitäten, die nicht geeignet sind, Quellort für Kraftschöpfung zu sein. Ebensowenig dient im allgemeinen (keine Regel ohne Ausnahme) die passive Entspannung, zum Beispiel vor dem Fernsehgerät, der wirklichen Erholung. Wie anders erlebt man sich, wenn es gelingt, mit lebensbejahenden, schönen, künstlerisch wertvollen Dingen den Tag ausklingen zu lassen, um ihn dann mit der Abendtoilette, dem Zurechtmachen für die Nacht, zu beschließen.

Zum Auftakt des Tages: Morgenpflege für das Gesicht

Normale bis trockene Haut

Reinigung

Ob als erstes der Wasserguß ins Gesicht auf dem Programm steht, ist sicher eine Frage des Temperamentes oder der Kreislaufsituation. Jedenfalls weckt er die «Lebensgeister»! Eine kleine Menge Reinigungsmilch auf angefeuchtete Baumwollwatte oder ein Gesichtsschwämmchen geben und mit sanften kleinen Kreisen Gesicht, Hals und Dekolleté abreiben. Watte oder Schwämmchen mit Wasser ausspülen und mit reichlich Wasser die Haut abwaschen, dann trockentupfen.

- Weleda Iris-Reinigungsmilch, bei normaler Haut auch Weleda Iris-Reinigungsmilch classic / Mandel-Reinigungsmilch
- Dr. Hauschka Reinigungsmilch / Martina Gebhardt Rosen-Reinigungsmilch.

Eine Alternative zur Reinigung mit Milch wäre: Auf feuchten Wattebausch einige Spritzer Tautropfen Rosenlotion oder auf trockene Watte Tautropfen Rosenwasser geben und das Gesicht klopfend damit abreiben. Wird die Waschung mit einem nassen Gesichtswaschlappen bevorzugt, so können einige Spritzer Weleda Iris-Reinigungsmilch classic oder einige Tropfen Weleda

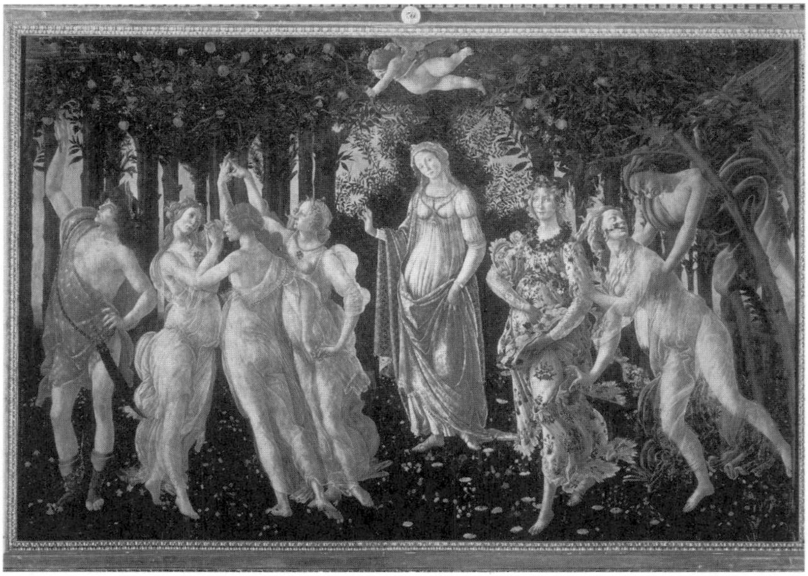

Abb. 7: Botticelli, Primavera (Der Frühling) Florenz, Uffizien

Iris-Gesichtswasser, direkt auf den Lappen gegeben, die erfrischende Reinigung verbessern.

Tagespflege im Frühjahr und Sommer

Neben der Anwendung eines Einzelpräparates bieten sich viele erprobte Variationen an. Bei allen angegebenen Produkten ist davon auszugehen, daß die zu verwendende Menge so klein wie möglich zu bemessen ist. Also keine überschüssigen Cremedepots anlegen!

- Weleda Iris-Tagescreme oder
- Weleda Iris-Feuchtigkeitscreme und ein wenig Weleda Iris-Tagescreme darüber
- Oder: Weleda Iris-Feuchtigkeitscreme und ein wenig
- Weleda Sonnenschutzcreme darüber
- Dr. Hauschka Rosencreme oder
- Dr. Hauschka Gesichtsmilch und ganz wenig Dr. Hauschka Rosencreme darüber
- Martina Gebhardt Neroli Hautcreme oder Rosencreme

- Tautropfen Lavendelcreme oder Rosencreme (mit ein wenig Lavendel-Tomillo Gesichtswasser oder Rosenwasser in der Hand verreiben)

Tagespflege im Herbst und Winter

- Weleda Iris-Tagescreme und einige Tropfen Weleda Mandel-Gesichtsöl als Schutz darüber
- In Räumen: Weleda Mandel-Gesichtsöl oder Weleda Wildrosenöl (Tip der Autorin, abweichend von der Firmenangabe) – auch mit Weleda Mandel-Gesichtscreme gemischt
- Bei Kälte: Weleda Cold-Cream oder Weleda Hautcreme
- Dr. Hauschka Rosencreme, Dr. Hauschka Gesichtsöl
- Tautropfen Kamillencreme, Rosen-Gesichtsöl, Wintercreme
- Martina Gebhardt Nachtkerzen-Hautcreme.

Make-up

Auf einer dieser schützenden und pflegenden Grundlagen kann nach Wunsch noch ein Hauch Tönungscreme aufgetragen werden. Diese gut bis an den Haar-, Hals- und Dekolleté-Ansatz (außer bei Rollkragenpullover) verstreichen. Mehr dazu im Kapitel «Kosmetik – Spiel der Farben» (S. 74).

Lippenpflege

Der geeignetste Zeitpunkt, etwas Lippenpflege aufzutragen, ist nach dem Frühstück, wenn Mund und Zähne nochmals durchgespült worden sind. Unter den Vorschlägen zur Lippenpflege im Kapitel «Grundpflege der Gesichtshaut» (S. 50) wird jeder seinen Stift finden.

Normale bis fette Haut, Unreinheiten, jugendliche Problemhaut

Reinigung und Nachreinigung

Zuerst ein Wasserguß? Vielleicht sogar nach der Kneipp-Methode, mit dem um das Gesicht im Kreis geführten Wasserstrahl – kalt? Man beginnt den Guß auf der rechten Gesichtshälfte unterhalb der Schläfe und umkreist das Gesicht mit dem Wasserstrahl. Dann führt man den Strahl mehrere Male über die Stirn und anschließend in langsamen Bewegungen über das ganze Gesicht. Dieser «Schönheitsguß» trägt hervorragend zur «Entschlackung» der Haut, zur Anregung der reinigenden Ableitungen bei. Dazu am besten den Brausekopf vom Duschschlauch abschrauben und mit einem fingerdicken Wasserstrahl arbeiten.

Auf leicht angefeuchtete Wattepads etwas *Weleda* Iris-Reinigungsmilch classic aufspritzen und Gesicht, Hals, Dekolleté sanft abreiben. Vorgang mit Weleda Iris-Gesichtswasser wiederholen. Das ist unvergleichlich erfrischend mit sehr günstiger Wirkung bei Großporigkeit. Kleine Pickel, die gerötet sind und spannen, das heißt im «Reifen» sind, mit Iris-Gesichtswasser unverdünnt betupfen (dies kann mehrmals am Tage wiederholt werden).

Wenn man Dr. Hauschka-Kosmetika verwendet, kann mit Gesichtstonikum spezial auf angefeuchteten Wattepads die morgendliche Reinigung vorgenommen werden. Bei sehr fetter Haut mit Neigung zu Talgverdichtungen und entzündlichen Unreinheiten ist es ratsam, zuerst etwas Gesichtswaschcreme auf die angefeuchtete Haut zu drücken und diese wieder abzuwaschen, dann erst Gesichtstonikum spezial verwenden.

Im Sortiment von *Tautropfen* ist es bei der normalen, leicht bis stärker fettenden Haut ausreichend, mit Rosenlotion, auf trockenen Wattebausch gegeben, das Gesicht zu reinigen. Bei stark ausgeprägter Fetthaut (öliger Seborrhoe) und Unreinheiten ist es angezeigt, zuvor eine Grundreinigung mit wenig Lavaerde pur (mit Wasser in der Hand vermischt) durchzuführen. Entzündliche Stellen mit Lavendel-Malvenlotion, unverdünnt, abtupfen.

Tagespflege im Frühjahr und Sommer

Leicht, nicht nachfettend und trotzdem schützend, bietet die *Weleda* Iris-Feuchtigkeitscreme eine ideale Pflege für die stoffwechselaktive Haut. Es geht keine Reizwirkung von ihr aus, die eine übersteigerte Reaktion in der Fettproduktion zur Folge haben könnte. Durch Auszüge aus Calendulablüten und Hamamelisdestillat wirkt sie auch Entzündlichkeiten entgegen; das ist günstig bei Disposition zu Akne. Eine erbsengroße Menge in den Handinnenflächen verteilen und zart auf das Gesicht aufstreichen.

Ist eine Abwechslung oder ein Austausch zur Iris-Feuchtigkeitscreme erwünscht, wird die Weleda Wildrosen-Pflegemilch viel Freude bereiten (Empfehlung der Autorin, abweichend von der Hauptanwendung als Körperlotion). Ohne einen fettenden Film zu hinterlassen, schützt und entspannt sie die überaktive Haut. Der Duft ist bezaubernd!

Wer sich überwiegend im Freien aufhält, kann anstelle der zwei genannten Produkte etwas Weleda Sonnenschutzcreme LSF 8 zum Schutz seiner Haut zu wählen. Bei der normalen bis leicht fetten Haut wird die Kombination von zuerst Feuchtigkeitscreme und darüber Weleda-Sonnenschutzcreme noch günstiger sein.

Für eine fettfreie, erfrischende Pflege, die aber Feuchtigkeitsverluste der Haut verhindern helfen soll, steht das altbewährte Weleda Irisgelee – neuer Produktname: Iris-Erfrischungssmaske – zur Verfügung (Im neuen Produktnamen kommt der Hauptverwendungszweck zum Ausdruck. Die abweichende Empfehlung beruht auf langjähriger Erfahrung der Autorin mit diesem Produkt). Die Menge einer kleinen Erbse in den angefeuchteten Händen verteilen und leichte Striche über das Gesicht ziehen. Selbstverständlich kann bei Bedarf jederzeit die Weleda Sonnenschutzcreme darüber aufgetragen werden.

Bei Dr. Hauschka-Kosmetik von Wala wird man für einen leicht fettenden Tagesschutz die Gesichtsmilch bevorzugen. Die verwendeten Keimöle in Verbindung mit Pflanzenauszügen lassen aber das Fett auf der Haut weder spüren noch sehen. Auf den Feuchtigkeitsgehalt der Haut wird günstig eingewirkt. Zusätzlich kann bei Aufenthalt im Freien Dr. Hauschka Sonnenmilch LSF 8 oder 15 sparsam aufgetragen werden. – Wird ein fettfreier Tagesschutz benötigt, kann versuchsweise eine Ampulle Hautkur in die Haut eingestrichen oder eingeklopft werden.

Weitere günstige Präparate für dieses Hautbild:

- *Martina Gebhardt*
  Rosen-Gesichtsmilch / kleine Menge Aloe vera Hautcreme.
- *Tautropfen*
  Die reinen Fettcremes wie Lavendel-, Kamillen, Rosencreme sollten nur angewandt werden, wenn damit eine frische Emulsion selbst hergestellt wird. Dazu eine sehr kleine Menge (Reiskorngröße) der gewählten Creme in der Handfläche mit etwas Gesichtswasser oder Mineralwasser verreiben, dann gleichmäßig verstreichen.

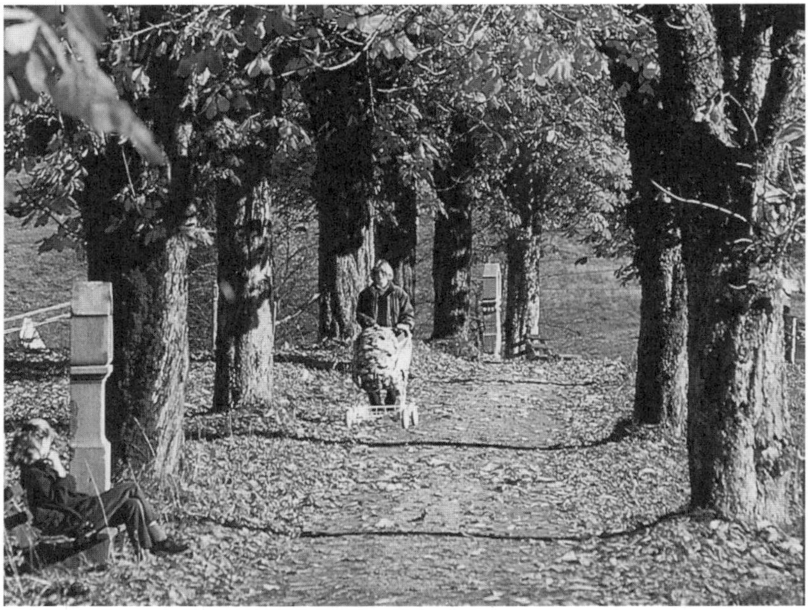

Abb. 8: Herbststimmung

- Bei den Firmen *Logona* und *Lavera* und Marken der Reformhauskosmetik ist das jeweils günstigste Produkt innerhalb der Serien des entsprechenden Hauttyps zu finden.

Tagespflege im Herbst und Winter

Trotz der guten bis sehr guten eigenen Fettproduktion bedarf die normale bis fette Haut eines leichten Tagesschutzes gegen rauhe, kalte Luft oder überheizte, trockene Zimmerluft. Beide Faktoren können störend das Erscheinungsbild der Haut beeinflussen. Wer sich überwiegend in Räumen aufhält, benötigt nur eine leichte, fettarme Tagescreme, die den Feuchtigkeitshaushalt unterstützt. Geeignet sind zum Beispiel Weleda Iris-Feuchtigkeitscreme und Iris-Tagescreme, Dr. Hauschka Gesichtsmilch, Martina Gebhardt Rosen-Gesichtsmilch.

Bei längerem Aufenthalt im Freien, um rauhe, feuchte, kalte Witterung abzuschirmen, darf der Fettgehalt der Creme etwas höher liegen, wobei die benötigte Crememenge an der Haut abzutesten ist. Dazu eignen sich

- *Weleda*: Hautcreme, Citrus Hautcreme, Cold-Cream, Mandel-Gesichtsöl
- *Dr. Hauschka*: Rosencreme
- *Tautropfen*: Kamillencreme, Ringelblumensalbe, -hautöl
- *Logona*: Pflegecreme «Malve» und «Cistacea»
- *Lavera*: Pflegecreme «Aloe» und «Calendula»
- *I & M*: Rosen-Honig-Creme und Wind- und Wettercreme
- Reformhaus-Kosmetik: Siehe unter Serien «Mischhaut» – Nachtcreme.

Hochsensible Haut – zu Allergien neigend, sehr trocken, trockene Altershaut, Neurodermitis

In dem aethera–Band „Hautkrankheiten ganzheitlich heilen" von Dr. Lüder Jachens (siehe Literaturhinweise) wird das Grundsätzliche zu diesen Hautbildern in Bezug auf Patient, Diagnose und Behandlung dargestellt. Hier sollen einige Ergänzungen aus der kosmetischen Praxis hinzugefügt werden.

Reinigung

Besondere Beachtung ist bei diesen Hautzuständen auf eine möglichst schonende, nicht mehr als nötig entfettende Reinigung zu legen.

Um die wasserlöslichen Stoffwechselsekrete, die während der Nacht über eine feine Schweißverdunstung auf die Haut gelangen, zu entfernen, bedarf es einer wäßrigen Reinigung. Dazu genügt im allgemeinen *lauwarmes Wasser*, leicht gesalzenes Wasser oder Mineralwasser (sehr kalkhaltiges Leitungswasser abkochen), mit dem das Gesicht reichlich benetzt und erfrischt wird.

Wenn die «Nur-Wasser-Methode» als unbefriedigend erlebt wird, bietet sich als weitere Möglichkeit die *Waschung* mit einem *Kräutertee* an. Dieser kann, in eine Thermoskanne eingefüllt, im Badezimmer bereitstehen. Geeignete Heilpflanzen sind u. a. Lindenblüte, Lavendel, Kamille, Storchschnabel, Labkraut, Melisse (Zubereitung: heißer Aufguß, 5 Minuten ziehen lassen, abseihen), Zinnkraut und Fenchel (10 Minuten köcheln lassen). Einen Wattebausch, besser noch ein kleines Naturschwämmchen oder einen

Gesichtswaschlappen mit dem Tee tränken und auf das Gesicht drücken. Eventuell kurz klar nachspülen, trockentupfen.

Als Fertigpräparat kann die sehr milde, sahnige, unbeduftete *Weleda Mandel-Reinigungsmilch* empfohlen werden. Bei der morgendlichen Reinigung genügt es völlig, wenn man eine kleine Menge Reinigungsmilch in der Größe eines Zehnpfennigstücks auf angefeuchtete Watte tropfen läßt. Das Gesicht oder sonstige belastete Hautstellen sanft damit abreiben, kurz abspülen und trockentupfen.

Eine weitere Alternative zur morgendlichen Reinigung ist ein mit *Tautropfen Rosenwasser* getränkter Wattebausch oder Naturschwamm.

Tagespflege im Frühjahr und Sommer

Da bei dieser Haut eine Reaktion auf alle Stoffe möglich ist, ist ein vorsichtiges Herantasten immer ratsam. Zum Beispiel mit *Weleda* Mandel-Gesichtscreme oder Mandel-Gesichtsöl (auf angefeuchteten Händen zu einer frischen Emulsion verreiben und die Gesichtshaut damit einhüllen). Auf dieser Grundlage wird in der Regel die Weleda Sonnenschutzcreme (LSF 8) sehr gut vertragen. Gute Erfahrungen liegen auch mit der Weleda Calendula-Kindercreme LSF 4 vor: Kleine Menge in den warmen Händen «vorschmelzen», dann sanft verstreichen. Bei diesen beiden Produkten sind ätherische Öle in der Rezeptur enthalten und gegebenenfalls zu beachten.

Bei gereizter, geröteter Haut, auch bei Sonnen-Unverträglichkeit kann nach der Reinigung am Morgen das Auftragen einer *Dr. Hauschka* Ampulle Hautkur oder Hautkur Sensitiv eine Umstimmung und Stabilisierung bewirken. Ein Hauch Gesichtsöl oder Rosencreme wird aber anschließend fast immer benötigt. Akzeptiert die Haut beide Produkte nicht, sollte zunächst ein Versuch mit Weleda Mandel-Gesichtscreme gemacht werden.

Die Kunst ist, bei dieser Haut ein Tagespflegeprodukt zu finden, das nicht reizt, das die Grenzfunktion der Haut stärkt, zu starke Sinnesreize abfängt, gleichzeitig aber nicht belastend aufliegt und zusätzlich eine feine Wärmehülle vermittelt.

Bei den bereits aufgeführten und den nachfolgenden Empfehlungen

Tagespflege im Herbst und Winter

für die kalte Jahreszeit kann durch einen gewissen Erfahrungswert davon ausgegangen werden, daß selten unangenehme Hautreaktionen auftreten und der Haut die bestmögliche Unterstützung gegeben wird. Ein Test mit Kleinpackungen, möglichst eine Woche lang, dient der Sicherheit. Bevor neue Produkte großflächig im Gesicht angewandt werden, sollten kleine Hautareale, zum Beispiel die Ellenbogenbeuge oder der seitliche Hals, damit bestrichen werden. Die Haut sollte aber nicht mit zu vielen verschiedenen Proben belastet werden! – Auswahlmöglichkeiten:

Weleda: Mandel-Gesichtsöl, eventuell auf der leicht feuchten Haut verteilen. Mandel-Gesichtscreme und Mandel-Gesichtsöl in der Hand miteinander vermischen. Calendula-Kinderöl, einige Tropfen in feuchten Händen gut verreiben, auf das Gesicht andrükken.

Logona: Pur Feuchtigkeitscreme und Pur Pflegecreme separat oder gemischt auftragen.

Tautropfen: Mandelöl pur, Babyöl

Martina Gebhardt: Nachtkerzen-Hautcreme

So wichtig auch das Auffinden von geeigneten kosmetischen Produkten ist und die Konsequenz, mit der die Pflege liebevoll durchgeführt werden soll, so wichtig sind all die Maßnahmen von Ernährung bis Lebenshygiene, wie sie im Kapitel «Neurodermitis» im Buch von Dr. L. Jachens (siehe Literaturhinweise) beschrieben sind.

Zum Ausklang des Tages: Abendpflege für das Gesicht

Normale bis trockene Haut

Reinigung

So selbstverständlich wie das Zähneputzen sollte die Grundreinigung am Abend sein. Für eine freie «Arbeitsfläche» sorgen Haarband oder -klemmen, die das Haar zurückhalten. Anders als bei der Reinigung am Morgen, die im Wesentlichen der Erfrischung und Klärung dient, gilt es am Abend, den an den Fettmantel der Haut gebundenen Schmutz – aus welchen Quellen auch immer – zu entfernen und die Poren freizumachen. Die normale, leicht trockene und trockene Haut darf jedoch bei der Reinigung nicht völlig ihres natürlichen Schutzmantels «entkleidet» werden. Die Haut verdient Milde!

Weleda: Iris-Reinigungsmilch, auf feuchter Watte kreisend einmassieren. Zur Abwechslung und zur Belebung der Hautfunktionen kann zwischendurch Iris-Reinigungsmilch classic, ebenfalls mit feuchter Watte, verwendet werden. Bei leicht irritierbarer Haut: Mandel-Reinigungsmilch mit feuchter Watte auftragen.

Dr. Hauschka: Reinigungsmilch mit Händen oder feuchter Watte aufbringen. Ein- bis zweimal wöchentlich kann anstelle der Reinigungsmilch mit der Gesichtswaschcreme gearbeitet werden.

Tautropfen: Lavaerde pur.

Martina Gebhardt: Rosen-Reinigungsmilch.

Nachreinigen / Klären

Je trockener die Haut ist, desto zurückhaltender sollte man mit alkoholischen Gesichtswassern umgehen und sie deshalb verdünnt anwenden. Auf angefeuchtete Watte aufgeträufelt, verbessern sie den pH-Wert der Haut, tonisieren das Gewebe und erfrischen.

Weleda: Iris-Gesichtswasser.

Dr. Hauschka: Gesichtstonikum.

Tautropfen: Gesichtswasser Lavendel-Tomillo, Rosenwasser.

Martina Gebhardt: Rosen-Gesichtswasser.

I & M: Jasmin-Rosen-Gesichtswasser und Rosenwasser (ohne Alkohol).

Lavera: Gesichtswasser Aloe.

Reformhaus-Kosmetik: Gesichtswasser aus den Serien «trockene Haut».

Nachtpflege

Die Zeiten sind zum Glück vorbei, wo die Damen mit dicken «Cremepanzern» im Gesicht nachts das Schlafzimmer aufsuchten. Die Haut sollte nachts frei «atmen» = ausscheiden können; deshalb sind nur Nachtcremes auf der Basis pflanzlicher Fette und Öle und mit Bienenwachs- und Wollwachsanteilen zu empfehlen, die die nächtliche Transpiration der Haut nicht blockieren (siehe auch «Grundpflege der Gesichtshaut», S. 33).

Von der jeweils ausgewählten Creme eine *kleine* Menge zwischen den Händen verreiben, dann erst auf Gesicht, Hals und Dekolleté gleichmäßig verteilen, leicht einklopfen oder mit einigen Massagegriffen, die man selbst ausführen kann, einarbeiten. Das Ganze sollte in ruhiger und entspannter Atmosphäre geschehen. Kurz vor dem Zubettgehen ein Papiertüchlein auf das Gesicht drücken und alle überschüssigen, von der Haut nicht aufgenommenen Cremereste entfernen.

Ein wichtiges Pflegeziel – nach anthroposophischen Gesichtspunkten – ist es, die Selbstregulationskräfte der Haut anzuregen. Deshalb ist darauf zu achten, daß die normale und die zur Trockenheit tendierende Haut nicht mit zu viel Fett durch eine Creme «überfüttert» wird.

Weleda: Die harmonisierende und regenerationsanregende Wirkung der Iris-Nachtcreme ist bereits nach ein- bis zweiwöchiger Anwendung zu erleben. Der Hydro-Lipid-Mantel der Haut wird durch die Fett-Feuchtigkeits-Komposition ausbalanciert. In eine fein abgestimmte natürliche Fettgrundlage werden Ölauszüge von Kamillen- und Ringelblumenblüten und eine wäßrig-alkoholische Zubereitung des Iriswurzelstockes eingearbeitet. Die Creme vermittelt ein samtiges, wärmendes Gefühl. Zur Abrundung der Gesamtwirkung leisten die sorgfältig ausgewählten ätherischen Öle zweifelsohne einen wichtigen Beitrag. Iris-Nachtcreme ist im Prinzip für jede Haut und in jedem Erwachsenenalter geeignet.

Anstelle der Weleda Iris-Nachtcreme oder zur Abwechslung stehen zur Auswahl:

- Weleda Coldcream – eine besonders geschmeidige, fettreiche Creme, die ohne die geringste Klebrigkeit leicht auf der Haut aufliegt. Sie ist eine ideale Creme, wenn es gilt, eine durch synthetische Wirk- und Zusatzstoffe unspezifisch irritierte Haut umzustimmen oder einzustimmen auf Naturkosmetik. Da sie keine Frischpflanzenauszüge enthält, verlangt sie der Haut kaum eine Reaktion ab und schafft so zunächst die Basis – jetzt im Bild gesprochen – des «Sich-Kennen-Lernens». Meist ist nach Anwendung einer Tube die Haut so weit stabilisiert, daß sie dann mit der Iris-Nachtcreme wieder stärker aktiviert werden kann. Die Tatsache, daß in der Rezeptur kein Lanolin / Wollwachs enthalten ist, macht sie für Menschen, die dahingehend eine Allergie entwickelt haben, zu einem wertvollen Kosmetikum. (Dies gilt auch für Weleda Mandel-Gesichtscreme.)
- Weleda Hautcreme zählt sicher zu den bekanntesten und beliebtesten Präparaten der Weleda. Seit 1926 (!) ist sie in vielen Familien *die* Creme, um zum Beispiel rauhe, rote Kinderwangen oder Lippen, kleine Verletzungen nach der Rasur oder rissige, trockene Haut an den Händen zu heilen oder die Zustände der gereizten, jugendlichen Problemhaut zu lindern. Sie ist – im positivsten Sinne nun gemeint – eine Allzweckcreme.
- Weleda Citrus-Hautcreme ist der Hautcreme ähnlich, ergänzte vor einigen Jahren das Sortiment, unterscheidet sich aber durch ihren angenehmen, feinen Citrus-Duft.
- Weleda Mandel-Gesichtscreme und Mandel-Gesichtsöl sind zwei weitere Möglichkeiten für eine behutsame, reizlose Nachtpflege, vor allem, wenn trockene Haut empfindlich reagiert.

Martina Gebhardt: Die Cremes sind auf dem Emulsionstyp W/O aufgebaut (siehe dazu S. 20). Durch ihr sehr günstiges Verhältnis von Fett und Feuchtigkeit (50 : 50) wird auch das Gleichgewicht zwischen den Fett- und Feuchtigkeitsanteilen in der oberen Hautschicht nicht gestört. Ein Manko auf der einen oder anderen Seite kann von der Haut leicht ausgeglichen werden.

- Martina Gebhardt Ginseng Hautcreme
- Martina Gebhardt Neroli Hautcreme
- Martina Gebhardt Rosencreme
- Martina Gebhardt Aloe vera-Hautcreme (bei leichten Irritationen)

Tautropfen: Da Tautropfen reine Fettcremes, d. h. ohne Wasserzusätze, anbietet, muß bei der Anwendung das Wasser noch hinzugefügt werden. Dies ist vor allem für die Nachtpflege wichtig, damit die Creme nicht zu dicht aufliegt (Anwendung siehe Verpakkung). Geeignet sind:

- Tautropfen Kamillencreme
- Tautropfen Lavendelcreme
- Tautropfen Rosencreme.

Wenn Öl für die Nachtpflege als angenehm empfunden wird, kann auch eines der edlen Öle wie Tautropfen Malven-Hautöl oder Rosen-Gesichtsöl *sparsam* – möglichst auf der noch leicht feuchten Haut – aufgetragen werden.

Logona: Avocado-Aloe-Creme
Lavera: Pflegecreme Calendula

Wollwachs oder Lanolin?

Die Inhaltsstoffe Lanolin und Wollwachs sind erklärungsbedürftig, denn die neuen Deklarationsrichtlinien sorgen für Verwirrung.

Nach dem Deutschen Arzneimittelgesetzbuch ist Lanolin eine Mischung aus 65 % Wollwachs, 15 % dickflüssigem Paraffin (auf Mineralölbasis) und 20 % Wasser.

Naturkosmetik-Hersteller wie Weleda verwenden aber nur reines (100 %iges) Wollwachs oder Wollfett. In der deutschen Inhaltsangabe steht daher richtigerweise Wollwachs, während es in der vorgeschriebenen englischen Übersetzung der Deklaration «lanolin» heißt! Denn Wollwachs wird im Englischen mit « lanolin» übersetzt.

Nachtpflege fettfrei

Dr. Hauschka-Kosmetik: Grundsätzliches zur fettfreien Nachtpflege siehe S. 34. Für eine Anwendung werden zwei *Hautkur*-Ampullen benötigt. Ampulle aufrecht stellen (Tröpfchen im Flaschenhals lösen sich durch Anklopfen). Mit der beigefügten Ampullensäge am markierten Ring anritzen und am besten zwischen zwei Papiertüchlein die Ampulle mit kurzem «Knack» auseinanderbrechen. Inhalt in eine hohle Hand gießen und mit den Fingerspitzen der anderen Hand die Flüssigkeit portionsweise auf Gesicht, Hals und Ohrläppchen, auch Augenumgebung aufbringen und leicht einklopfen. Nach ca. 3 Minuten ist das Substrat in die Haut eingedrungen; die zweite Ampulle wird in gleicher Weise verwendet. Es sollte für die Nacht dann kein weiteres Kosmetikum mehr benutzt werden. Diese Kur wird über mehrere Wochen täglich durchgeführt. Versuchsweise: eine Ampulle abends, eine morgens. Sollten sich anfängliche Umstellungsschwierigkeiten nicht normalisieren, wäre es ratsam, stattdessen eine fetthaltige Nachtpflege zu verwenden.

Normale bis fette Haut, Unreinheiten, jugendliche Problemhaut

Reinigung und Nachreinigung

Bei der Reinigung liegt der Unterschied zwischen der Tages- und Nachtpflege vor allem darin, daß sie abends intensiver und gründlicher auszuführen ist. Dies ist umso wichtiger, je weiter sich der Hautzustand von normal zu fett und unrein hin verschiebt. Voraussetzung für eine Verbesserung des Hautbildes ist eine gründliche und dennoch nicht austrocknende Tiefenreinigung.

Weleda:

- Die Weleda Iris Reinigungsmilch ist – in neuer Verpackung und mit dem Zusatzwort classic versehen, aber in unveränderter Rezeptur – für einen großen Liebhaberkreis aus der täglichen Pflege nicht wegzudenken. Seit 1925 ist sie ein überzeugender «Repräsentant» der Weleda Iris Gesichtspflege, der «etwas anderen Kosmetik»!

  Geschwächte, schlaffe, unausgeglichene Haut wird während des Reinigungsvorgangs nicht nur porentief sauber, sondern auch neu belebt. Der alkalische pH-Wert dieser Milch ist ein herausforderndes Regulans für die Haut und «erzieht» die Talg-

und Schweißdrüsentätigkeit zu einer neuen und günstigeren Säureschutzmantel-Zusammensetzung. Die Gesamtrezeptur der O/W-Emulsion mit echten, ätherischen Ölen, Irisauszügen und Hamamelisdestillat dient der Immunschutzaufgabe der Haut. Dies wird am deutlichsten sichtbar an dem Rückgang von unreinen, leicht entzündlichen Hautarealen (z. B. Stirn, Nase, Dekolleté, Rücken).

Anwendung: Haare zurückbinden, Wattebausch mit Wasser ausdrücken, einige Tropfen Iris-Reinigungsmilch classic aufspritzen und ohne Druck Gesicht, Hals, Dekolleté abreiben. An der Watte ist sofort der abgelöste Schmutz sichtbar! Der Vorgang wird so oft wiederholt, bis sich auf der Watte keine Rückstände mehr zeigen. Tip: Um den Watteverbrauch zu reduzieren, kann ein Wattepad mehrmals während einer Reinigung unter fließendem Wasser ausgedrückt werden, bevor frische Reinigungsmilch aufgeträufelt wird. Die so gereinigte Haut kann – muß aber nicht – mit klarem Wasser abgespült werden.

- Weleda Iris-Gesichtswasser
  Eine außergewöhnlich günstige Wirkung wird bei diesem Hautbild mit einer Nachbehandlung mit Iris-Gesichtswasser erreicht. Insbesondere bei stark irritierter Haut mit Überproduktion und öligem Fettglanz hilft dieses Gesichtswasser, den pH-Wert der Haut schnell zu regulieren und bei Entzündungen den Aus- und Ableitungsprozeß zu fördern. Übliche Anwendung auf angefeuchteter Watte, intensive Wirkung bei «reifen» Pusteln oder nach «Ausdrückaktionen» unverdünnt auf trockener Watte.

Dr. Hauschka-Kosmetik:

- Dr. Hauschka Gesichtswaschcreme hat sich besonders für die Reinigung der großporigen, zu starker Fettabsonderung und zu Unreinheiten neigender Haut bewährt (siehe auch «Grundpflege der Gesichtshaut – Reinigung», S. 31).
- Eine optimale Ergänzung wird durch die Nachbehandlung mit Dr. Hauschka Gesichtstonikum «Spezial» erreicht, das bei ent-

zündlicher Pustelbildung unverdünnt, bei der normalen Haut mit Tendenz zur fetten Haut etwas abgeschwächt, mit einem angefeuchteten Wattebausch aufzutragen ist.

Tautropfen:

- Lavaerde pur, eventuell im Wechsel mit Lavaerde Mandelkleie zwei- bis dreimal in der Woche (Anwendung siehe «Grundpflege der Gesichtshaut – Reinigung», S. 31). Nach dem gründlichen Abwaschen wird das Gesicht (Hals, Dekolleté) mit verdünnter Rosenlotion oder Kamillenlotion und bei entzündlicher Hautdisposition mit Lavendel-Malvenlotion abgetupft.

Mit den hier genannten Reinigungsprodukten (für die fette Haut) der drei Firmen erschöpft sich das Angebot innerhalb der konsequenten Naturkosmetik. Je nachdem, wie eng man den Begriff Naturkosmetik fassen möchte, ergeben sich Erweiterungsmöglichkeiten durch das Hinzufügen von sogenannten pflanzlichen Tensiden, die aber korrekterweise aufgrund der technischen Verarbeitung nicht mehr als Naturprodukte im engeren Sinne bezeichnet werden können (Zuckertenside, Aminosäureester). Dennoch sind sie vertretbarer als rein synthetische Detergentien, vor allem dann, wenn die restlichen Inhaltsstoffe des Produktes natürlichen Ursprungs sind.
Zwei Produkte, die diese Sonderstellung haben:

- Logona Reinigungsgel Malve und
- Logona Reinigungsgel Cistacea.

Liegt bei der fetten bis unreinen Haut die Situation vor, daß nur Reinigungsprodukte vertragen werden, die alkalifrei und wascherde-frei sind, kann darauf verwiesen werden. Mit dem jeweiligen Gesichtswasser Malve bzw. Cistacea sollte nach gründlichem Abwaschen des Gels nachgeklärt, erfrischt und wenn nötig desinfiziert werden. Anwendung verdünnt bis pur.

Nachtpflege Die Intensität der Fettbildung der Haut wird der Maßstab dafür sein, ob jede Nacht eine pflegende Creme benötigt wird. Gute Erfahrungen liegen vor, wenn nur jeden zweiten Abend eine fettende Pflege vorgenommen wird. Als Anhaltspunkt kann folgende Empfehlung gelten:

a) normal, Tendenz leicht fettend
   = kleinste Menge einer leichten, beruhigenden Creme bzw. eines Öls
   Weleda: Iris-Nachtcreme, Hautcreme, Mandel-Gesichtsöl mit Wasser verrieben
   Dr. Hauschka: Rosencreme, Gesichtsmilch
   Logona: Pflegecreme Cistacea oder Pflegecreme Malve
   Tautropfen: Kamillencreme, Lavendelcreme

b) leicht fett bis sehr fett
   = kleinste Menge einer Feuchtigkeitscreme oder Pflegemilch
   Weleda: Iris Feuchtigkeitscreme, Wildrosen-Pflegemilch (abweichende Empfehlung der Autorin zur Hauptanwendung als Körpermilch)
   Logona: Feuchtigkeitscreme Cistacea
   Martina Gebhardt: Rosen-Gesichtsmilch

c) leicht fett bis sehr fett ab ca. 40. Lebensjahr
   = kleinste Crememenge einer leichten, beruhigenden Creme
   Weleda: Hautcreme, Iris-Nachtcreme, Mandel-Gesichtsöl mit Wasser verrieben
   Wala/Dr. Hauschka: Rosencreme, Gesichtsmilch
   Logona: Pflegecreme Cistacea oder Pflegecreme Malve
   Tautropfen: Kamillencreme, Lavendelcreme

d) fett mit Unreinheiten
   = milde, entzündungshemmende, fettarme Creme bzw. Pflegemilch oder kleinste Menge einer beruhigenden Fettcreme
   Weleda: Iris-Feuchtigkeitscreme, Hautcreme, Calendula Baby-Pflegemilch (Tip der Autorin)
   Logona: Intensiv Pflegegel Cistacea
   Martina Gebhardt: Propolis Hautcreme
   Tautropfen: Ringelblumensalbe

Nachtpflege fettfrei

- Dr. Hauschka Hautkur für a) bis c)
- Dr. Hauschka Hautkur Sensitiv für d)

- Logona Intensiv Feuchtigkeitskur-Ampulle für a) bis d)
- Weleda Iris-Erfrischungsmaske (früherer Produktname: Irisgelee); Tip der Autorin: hauchdünn auftragen

Wichtig! Die Pflege der Augenumgebung darf trotz einer allgemeinen Tendenz zur fetten Haut nicht vernachlässigt werden. An diesen Stellen treten Trockenheitsfältchen zuerst auf. Siehe ausführliche Beschreibung unter «Grundpflege der Gesichtshaut – Augenpflege» (S. 49). Auch die Haut am Hals bedarf einer aufmerksamen Pflege mit einem fetthaltigen Produkt.

Hinweis zu Akne

Unter der Überschrift «Normale bis fette Haut, Unreinheiten, jugendliche Problemhaut» (S. 55) sind für die Tages- wie auch für die Nachtpflege eine Fülle von Pflegetips gegeben, die ein weites Anwendungsgebiet abdecken. Wenn jedoch die Unreinheiten der jugendlichen Haut über ein leichtes Stadium hinausgehen und als «Akne» anzusprechen sind, gehören sie hautärztlicherseits behandelt. In den Ausführungen über Akne von Dr. Jachens (siehe Literaturverzeichnis) wird in fundierter Weise ein Überblick über die Therapiemöglichkeiten aus der Sicht der anthroposophisch erweiterten Medizin gegeben.

Ganz besonders hervorzuheben sind die Ernährungsratschläge, die sich nicht nur bei der klassischen Akne positiv auswirken, sondern auch schon bei den Vorstufen der fetten, unreinen Haut.

Hautkur von innen

Unverzichtbarer Bestandteil einer «Hautkur von innen» ist eine vier- bis sechswöchige Trinkkur mit Weleda Birken-Elixier (2 bis 3 x täglich 1 bis 2 Teelöffel Birken-Elixier auf 1/4 l Wasser). Durch eine Anregung der Nierenfunktion wird die Ausscheidung von im Körper verbliebenen Stoffwechsel-Abbauprodukten gefördert. Die Haut wird auch als «dritte Niere» bezeichnet, d. h. sie übernimmt bis zu einem bestimmten Grad die Ausscheidungsfunktion der Nieren, wenn diese geschwächt sind. Wird nun durch eine gesunde Anregung der Nierenfunktion der Hautstoffwechsel entlastet, klärt sich das Hautbild; das ist sozusagen ein innerer Reinigungsprozeß.

Hochsensible Haut– zu Allergien neigend, sehr trocken, trockene Altershaut, Neurodermitis

Reinigung

Dringend bedarf diese Haut einer sehr milden abendlichen Grundreinigung, um den Tagesschmutz und die damit verbundenen Reizstoffe zu entfernen. Nur dann kann eine nachfolgende Pflegemaßnahme voll zur Wirkung kommen.

- *Weleda* Mandel-Reinigungsmilch hat sich besonders bewährt, vor allem auch in der Langzeitbehandlung. Mit nur sechs Rezepturbestandteilen stellt sie keine zusätzliche Belastung für die Haut dar. Auf angefeuchtete, reine Baumwollwatte oder auf ein kleines Naturschwämmchen Reinigungsmilch etwa in der Menge eines Zwei-Mark-Stücks geben und mit kleinen Kreisen sanft die Haut abreiben (Viskose-Watte oder übliche Gesichtsschwämmchen sind für hochsensible Haut ungeeignet).
- Mit Weleda Mandel-Gesichtsöl (einige Tropfen auf angefeuchteter Watte) kann bei Unverträglichkeit von Wasser, insbesondere von kalkhaltigem Leitungswasser, ein gutes Reinigungsergebnis erreicht werden. Anzuraten ist dann anschließend eine Nachwaschung mit warmem Kräutertee (siehe S. 59).
- *Logona* Reinigungscreme pur: Nachwaschen mit Tee (s.o.) ist günstig!
- *Tautropfen* Lavaerde pur: Bei Vorliebe für dieses Präparat, das von der Firma u. a. auch für dieses Hautbild empfohlen wird, sollte sehr aufmerksam geprüft werden, ob durch die tägliche Anwendung der Haut nicht zu viel Fett entzogen wird. Treten diese Erscheinungen auf, ist es besser, die Anwendung auf jeden zweiten oder dritten Tag zu beschränken und an den restlichen Tagen zum Beispiel mit Tautropfen Babyöl zu reinigen oder auf Weleda Mandel-Reinigungsmilch auszuweichen. In jedem Fall sollte das Tautropfen Rosenwasser in die Reinigungsprozedur

einbezogen werden, entweder zur Klärung nach der Lava-Erde-Waschung, bzw. der Babyöl-Reinigung, oder als alleiniges Produkt.

- Ob andere milde Reinigungsprodukte, wie Dr. Hauschka Reinigungsmilch, Weleda Iris-Reinigungsmilch, Martina Gebhardt Rosen-Reinigungsmilch etc. vertragen werden, muß individuell ausgetestet werden. Die Akzeptanz hängt von den darin enthaltenen ätherischen Ölen ab.

Ruhe, Abschirmung, milde Wärme, Streicheleinheiten, Kraft möchte man dieser Haut geben, die entweder zu «offen», zu transparent geworden ist und ungefiltert die Außenwelt auf sich einwirken läßt oder sich zu sehr abgeschlossen, verdichtet hat. In beiden Fällen ist die gesunde Wahrnehmungsfähigkeit der Haut verloren gegangen, und sie reagiert mit Irritationen und Fehlsteuerungen.

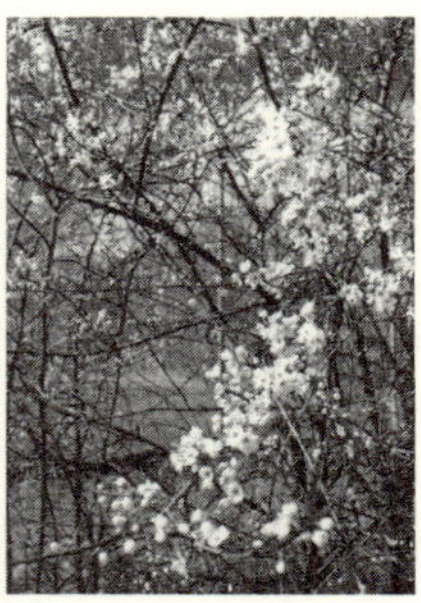

Abb. 9: Schlehenblüte

Schlehe und Mandel als Leitbilder für die Haut

Grenze bildend nach außen, aber lebendig schaffend im Innern – das ist das Bild der Mandel und auch das Bild der gesunden Haut.

Die Schlehe mit ihrem anmutigen weißen Blütenschleier im zeitigen Frühjahr umgrenzt, umsäumt, «umhüllt» mit einer schutzgebenden Gebärde Waldstücke und Felder. Der Blütenausbruch in der kühlen Jahreszeit weist auf einen intensiven Stoffwechselprozeß hin, und in der Hinfälligkeit der Blüte (dem schnellen Abblühen) wird der starke Abbauprozeß anschaubar. Richtet man den Blick auf die im Spätherbst reifenden Früchte, wird erkennbar, daß die Schlehe zu jenen Pflanzen gehört, die ganz intensiv an der inneren Substanzbildung arbeiten und sich im äußeren Erscheinungsbild nicht verausgaben. So sehen wir in der Schlehe wie in der Mandel das Bild einer harmonischen Polarität zwischen Grenzbildung und Verinnerlichung. Schlehe und Mandel können in diesem Sinne Leitbild, Vorbild für die Haut sein, die ihre Funktion des Grenzebildens und des aktiven inneren Stoffwechselgeschehens nicht richtig durchgestaltet.

- *Weleda* Mandel-Gesichtscreme verhilft bei konsequenter Behandlung der Haut zur Normalisierung bei überschießenden Aufbauprozessen und zu einer wieder belastbaren Grenzfunktion. Etwa eine erbsengroße Menge in den Handflächen leicht verreiben und mit massierenden kleinen Kreisbewegungen sanft auf das Gesicht aufbringen. Die Creme ist auf einen mittleren Fettgehalt eingestellt, damit nicht von vornherein die Haut mit mehr Fett als vielleicht nötig versorgt wird. Bei einem höheren Fettbedarf kann ganz individuell die Crememenge erhöht oder mit einigen Tröpfchen Mandel-Gesichtsöl angereichert werden. Diese Creme oder die Crememischung kann auch nahe um das Auge herum angewandt werden (siehe auch «Grundpflege der Gesichtshaut – Augenpflege», S. 49).

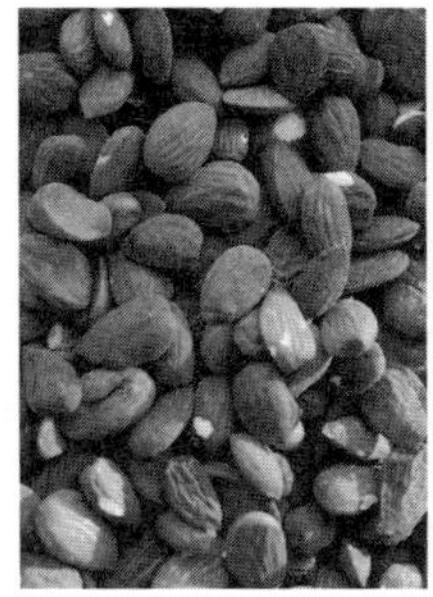

Abb. 10: Mandeln

- Eine weitere Möglichkeit bietet sich mit der Anwendung von nur Weleda Mandel-Gesichtsöl oder einer Mischung von Weleda Mandel-Gesichtscreme und Calendula Kinderöl an.
- *Tautropfen*: Rosen-Gesichtsöl, Mandelöl pur, Babyöl – Babycreme, Ringelblumensalbe, Rosencreme
  Eine reiskorngroße Crememenge mit feuchten Händen verreiben, auf das Gesicht aufstreichen.
- *Martina Gebhardt:* Sheabutter-Hautcreme, Calendula-Hautcreme, Nachtkerzen-Hautcreme.
  Wegen der kompakten Konsistenz kleine Crememengen verwenden und in den Händen erwärmen.
- *Logona:* Pflegecreme pur

Das Wochenprogramm für das Gesicht

Pflege im Sieben-Tage-Rhythmus

Aufgrund der Bedeutung für die Haut könnte man die Angaben für «Gesichtspflege in der Praxis» auch als «Pflicht(-Programm)» bezeichnen und alle weiteren Empfehlungen unter dem Begriff «Kür(-Programm)» einstufen. Es sind dies die zusätzlichen kosmetischen Anwendungen, die ein- bis zweimal wöchentlich, möglichst am gleichen Tag, durchgeführt werden und zur Verschönerung und Verbesserung des Hautbildes beitragen.

Zur Pflege im Sieben-Tage-Rhythmus gehören:

- Gesichtsdampfbäder
- Gesichtskompressen
- Masken bzw. Packungen
- gegebenenfalls Schälkuren (Peelings).

Sie wurden bereits im Kapitel «Grundpflege der Gesichtshaut», den Hauttypen zugeordnet (S. 40ff.), vorgestellt.

Kosmetik – Spiel der Farben

Sehnsucht nach Harmonie und Schönheit

Die Sehnsucht des Menschen nach Harmonie und Schönheit ist so alt wie ihre Geschichte. Nach Funden von antiken kosmetischen Gefäßen konnte man in den letzten Jahrzehnten die darin enthaltenen Schminkreste analysieren (vgl. auch Literaturhinweise: R. Schirmer). So kennt man heute ziemlich genau die Zusammensetzung von altägyptischen Augenschminken, bei denen es sich um mehrfach wirksame Metallverbindungen handelte. Drei Substanzen fanden am häufigsten Verwendung:

- Bleiglanz (Bleisulfid) für den schwärzlichen Ton
- Malachit, eine Kupferverbindung, für eine grünliche Farbe
- Antimonsulfid, Spießglanz, für eine schwarzblaue Note.

Fertigpräparate und Gesundheitsvorsorge

Durch Verbrennen bestimmter Drogen gewann man Ruß, aus den Blättern des Hennastrauches rotes Pulver. Die Schminke selbst wurde meistens vor der Anwendung frisch zubereitet. Aber es gab auch schon «Fertigpräparate», die in kleinen Muschelschalen oder ausgehöhlten Pflanzenstengeln in den Handel kamen und «Kohl» genannt wurden. Sicher belegt ist die Tatsache, daß die Schminke nicht nur zur Verschönerung des Gesichtes, sondern auch zur Vorbeugung gegen Krankheiten diente, zum Beispiel zur Verhütung der häufig auftretenden Bindehautentzündung und von Lippeninfektionen.

Gefährliche Inhaltsstoffe

Seit diesen bekannten frühesten Anfängen des Schminkens und der Körperbemalung hat sich durch alle Epochen der Geschichte die «Kunst der Farbe am Körper» mit den verschiedensten Modeerscheinungen entwickelt. Dabei waren problematische und sogar giftige Inhaltsstoffe in Schminksubstanzen keine Seltenheit.

Schminken mit Naturkosmetik?

Wie selbstverständlich gehören heute zum Sortiment der Naturkosmetik neben den pflegenden Produkten auch die dekorativen Utensilien: Make-up (Tönungscreme), Lippenstift, Eyeliner (Kajalstift), Wimperntusche, Lidschatten, Puder, Rouge, Abdeckstift. Und sie erfreuen sich zunehmender Beliebtheit.

Vorbehalte gegen dekorative Kosmetik

Dabei ist es noch gar nicht so lange her, daß für viele Frauen (und Männer), die sich gesund ernähren, pflegen und kleiden wollten, das Schminken verpönt war bzw. bewußt abgelehnt wurde. Verständlich ist, daß selbstbewußte Frauen sich nicht identifizieren möchten mit den gestylten «Modepuppen» und den jährlich neu kreierten Schönheitsidealen, wie sie in manchen Frauenmagazinen zur Nachahmung empfohlen werden.

Zwei weitere Hinderungsgründe für den Gebrauch von dekorativer Kosmetik können sein:

- Unsicherheit in bezug auf die Schminktechnik und auf die Auswahl der richtigen Farben und damit zusammenhängend die Sorge, als «angemalt» zu gelten
- das Verlangen nach ökologisch vertretbaren und hautverträglichen Produkten.

Berechtigung des Schminkens

Trotz aller berechtigten Vorbehalte gegen Modediktate, Make-up-Trends und maskenhafte Schönheiten, die nur auf äußere Effekte abzielen, kann eine puristische Einstellung nicht die Lösung sein. Denn in jeder Frau steckt der Wunsch nach einer natürlichen, typgerechten Verschönerung ihrer Erscheinung, in der ihr Wesen besser zum Ausdruck kommen kann.

Der persönliche Schminkstil

Zwei Wege führen zum Erlernen des persönlichen Schminkstils:

1. die «Do-it-yourself-Methode» mit Studium von Bild- und Textvorlagen (siehe Literaturhinweise: Horst Kirchberger) und Ausprobieren vor dem Spiegel
2. das Aufsuchen einer Kosmetikerin bzw. einer ausgebildeten Farb- und Stilberaterin.

Die geeigneten Produkte und ihre Hersteller

Die Firmen, die heute im Naturwarenfachhandel dekorative Kosmetik anbieten, wie Logona, Lavera, Sante, Dr. Hauschka und Alverde (nur im dm-Drogeriemarkt und Alnatura-Läden) haben eine ausgezeichnete Grundlagenarbeit geleistet und Produkte entwickelt, die so weit wie möglich dem Anspruch der Natürlichkeit gerecht werden. Besonders hervorzuheben ist das Engagement von Frau Angelika Trenkle, die Anfang der 80er Jahre als erste den Mut hatte, Lippenstifte für den Naturkostladen zu entwickeln und damit den Weg bereitete für einen neuen Sortimentsbereich.

Zu den empfehlenswerten dekorativen Kosmetika zählen auch die Produkte von Annemarie Börlind, Extrakta und Heliotrop im neuform-Reformhaus.

Diese Firmen stehen im Wettbewerb mit einem übergroßen Angebot des allgemeinen Kosmetikmarktes und werden in puncto «Gebrauchsfreundlichkeit» und Produkt- und Farbenvielfalt daran gemessen. Der konsequente Verzicht auf synthetische Hilfsstoffe, Mineralöl und -derivate und toxikologisch bedenkliche Farbstoffe schränkt natürlich die Angebotsvielfalt ein. Manche Farbwünsche oder Hafteffekte sind mit Natursubstanzen nicht realisierbar.

Das Tüpfelchen auf dem i der Hautpflege

Heute kann man also sagen: Schmückende Naturkosmetik ist möglich, es gibt die nötigen Produkte – in begrenzter Auswahl, aber von der wünschenswerten Qualität. Mit Naturkosmetika ist Schönheitspflege sinnvoll und darf Spaß machen, ja, sie ist das Tüpfelchen auf dem i der natürlichen Körper- und Hautpflege.

Naturkosmetik zum Ordnen und Schmücken

Das «Schönmachen» sollte unter dem Motto stehen: ordnen und schmücken. Es geht tatsächlich darum, die alte Sehnsucht nach Harmonie und Schönheit der Erscheinung zu befriedigen. Aussagen wie: «Ich bin so, wie ich bin» und «Hauptsache, ich gefalle mir» zeigen keinen Entwicklungsgedanken. Eine andere Haltung zeigt sich, wenn man sagt: «Ich machte mich erst zu dem, was ich bin.» Es ist also die Kunst angesprochen, das Innere des Menschen mit dem Äußeren in Übereinstimmung zu bringen.

Sieben goldene Regeln zum Thema Schminken

1 *Kleidung und Make-up sollten auf Anlaß und Situation abgestimmt sein. Modisch ausgedrückt: Es empfiehlt sich, weder «overdressed» noch «underdressed» zu sein.*
2. *Zum Schminken die Beleuchtung wählen, in der man anschließend gesehen wird.*
3. *Haare aus dem Gesicht stecken oder binden.*
4. *Vor dem Schminken Haut reinigen. Pflegende Grundlage gleichmäßig und sparsam auftragen. Hals und Dekolletéansatz sowie Ohrläppchen nicht vergessen.*
5. *Für das Schminken am Auge kann ein Vergrößerungsspiegel eine große Hilfe sein.*
6. *Wattestäbchen für schnelle Korrektur bereitlegen.*
7. *Bei allen dekorativen Kosmetika ist eine schonende und gründliche Reinigung am Abend erforderlich. Durch Kosmetikreste, Schmutz und Schweiß können die Poren verstopft werden.*

Die Reihenfolge der Verschönerung

1. Tönungscreme (Make-up)

Methode I: Wenig Tönungscreme in kleinen Tupfen im Gesicht verteilen und in großzügigen Strichen zart und schnell verstreichen, am Haaransatz, Hals und Ohr «auslaufen» lassen.

Methode II: Eine kleinste Menge Pflegecreme und etwas Tönungscreme in der Handfläche verreiben, auf das Gesicht auftupfen und gleichmäßig verstreichen. Diese Methode ist besonders geeignet, wenn eine zarte Tönung gewünscht wird oder die Farbtontiefe ausgetestet werden soll.

- Lieber zweimal dünn auftragen als einmal zuviel.
- Am natürlichsten wirkt das Make-up, wenn nach dem Ausstreichen ein angefeuchtetes Make-up-Schwämmchen oder Watte-Pad ganz leicht über die Haut gezogen wird. Ungleichmäßigkeiten im Auftragen werden so ausgeglichen. Auch «Anfängerinnen» bekommen damit ein gutes Ergebnis.
- Von Logona stehen von der getönten Tagescreme zwei Farbvarianten zur Verfügung: gold-beige und rosé-beige. Lavera bietet ihr Trend-Make-up in drei Nuancen an, ebenso Alverde; so kann sicher zu jeder Hautfarbe der passende Ton gefunden werden. Ein sehr schönes Farbergebnis wird mit Dr. Hauschka Tönungs-Pflegecreme erreicht. Ein weiteres Produkt, in neuer Verpackung, aber mit bewährter Rezeptur, steht in Dr. Hauschka *Tönungsfluid* zur Verfügung.
- Die genannten Produkte sind durch ihre pflanzliche Fettgrundlage und die natürlichen Farbstoffe geeignet, Narben, Fehlpigmentierungen und Hautunreinheiten leicht zu überdecken. Neben diesem mehr ästhetischen Effekt üben sie einen betont schützenden und pflegenden Einfluß auf die Haut aus.
- Farbton nicht dunkler wählen als die Hautfarbe; helle (nicht bleiche!) Farben wirken natürlicher und verjüngend. Gelbliche Töne lassen die Haut bzw. den Menschen krank erscheinen. Da auf jeder Haut der Farbton eines Tönungsproduktes anders zur Geltung kommt, ist eine gründliche Testaktion beim Kauf sehr sinnvoll.
- Tubengewindehals und Schraubverschluß-Innenseite sauber halten! Dies verlängert die Haltbarkeit der sehr ausgiebigen Tönungscremes.

2. Leicht abpudern

Günstig sind die *Gesichtspuder transparent* (Lavera, Logona, Alverde, Dr. Hauschka, Annemarie Börlind), die die Haut mattieren, ohne auffallend zu tönen, und dem Teint einen samtmatten Schimmer verleihen.

Vorzugsweise werden sie mit einem großen, weichen Naturhaarpinsel aufgetragen (Parfümerie, Drogerie – eine sehr schöne Auswahl gibt es bei B & W-Naturpflege-Fachversand Velbert). Mit dem Pinsel ein wenig Puder aufnehmen und am Handrücken leicht «aufstoßen», damit der Puder sich in den Pinselhaaren besser verteilt; dann, an der Stirn beginnend, über Nase und Wangen zum Kinn hin «abstäuben». Ein Hauch Puder genügt! Augen besser dabei schließen.

- Getönte Gesichtspuder lose von Alverde (Anwendung wie unter Gesichtspuder transparent).
- Getönte Gesichtspuder kompakt = Kompakt Puder gleichen kleine Unregelmäßigkeiten aus und geben der Haut einen seidigen Schimmer. Sie werden mittels Puderquaste oder Wattepad sanft auf dem Gesicht verteilt.
- Weiche, harmonische Erdfarbtöne gibt es von Dr. Hauschka und Annemarie Börlind; von Logona stehen zwei Farbtöne zur Auswahl, die farblich abgestimmt sind auf die beiden getönten Tagescremes.
- Die Puderbestandteile in getönten Tagescremes und im Gesichtspuder haben eine abdeckende Wirkung und erzeugen einen physikalischen Lichtschutz. Ursache dafür sind zum Beispiel Inhaltsstoffe wie Talkum, Titandioxid, Zinkstearate, Eisenoxide, Magnesium-Aluminium-Silikat.
- Aus hygienischen Gründen nur mit frisch gereinigtem Pinsel, Puderquaste oder Einmal-Wattepad arbeiten.

3. Abdeckstifte

Mit Abdeckstiften lassen sich kleine Unregelmäßigkeiten kaschieren, Rötungen, erweiterte Äderchen, Augenringe etc.

Logona bieten einen Holzstift mit weicher Mine zum Nachspitzen an, Annemarie Börlind und Dr. Hauschka (mit dem «Cover Stick») einen weichen Fettstift in der Drehhülle mit guter Deckwirkung (Stiftkörper nur knapp herausdrehen, damit er nicht abbricht!).

Es empfiehlt sich, den Farbton heller als den Hautton zu wählen.

4. Augen-Make-up

Ob ein Kajal-Eyelinerstrich und Lidschattenpuder oder nur eine der beiden Möglichkeiten gewählt wird, ist eine Frage der Vorliebe, des persönlichen Geschmacks und vor allem der Augenstellung und -größe. Manche Augen-Make-up-Vorschläge können den Gesichtsausdruck sehr verändern, ja entstellen. Ein gutes Augen-Make-up erfordert viel Einfühlungsvermögen, wenn man nicht nach dem jeweils gültigen Make-up-Trend eine Einheitsschminkung machen möchte. Hier gilt wie so oft: Weniger ist mehr!

Die Kajal-Eyeliner von Logona, Sante, Alverde, Dr. Hauschka und Annemarie Börlind zeichnen sich durch gute Hautverträglichkeit, problemloses Auftragen und gute Haftung aus; sie enthalten, wie alle anderen Make-up-Produkte dieser Hersteller, wertvolle pflanzliche Wachse und Öle. Ihre lebendige Farbigkeit (Logona 11, Sante 18 usw.) erhalten sie durch veredelte Erdfarben und Pigmente aus Eisenoxid in unterschiedlichen Mischungsverhältnissen.

Der Phantasie und Experimentierfreude sind also kaum Grenzen gesetzt, doch sollte bedacht werden, daß die schönste Farbe von der Iris selbst ausstrahlt und nicht durch ein zu gewagtes Farbenmix optisch in den Hintergrund gedrängt werden sollte. Ein dunklerer Ton des Kajalstriches bringt die Iris mehr zum Leuchten, verkleinert aber optisch das Auge; deshalb nur einen ganz feinen Strich ziehen! Es muß nicht immer das ganze Auge umrahmt werden! Häufig sieht es besser aus, wenn zum Beispiel nur am oberen Lidrand, entlang des Wimpernansatzes, ein feiner Strich gezogen wird.

Hellere Farben (zum Beispiel grau statt schwarz) sind meistens für Brillenträgerinnen günstiger, das Auge wirkt größer. Harte, dunkle Farben, insbesondere bei hellhäutigen Frauen, lassen das Gesicht älter wirken.

Besonders attraktiv sieht es aus, wenn die Irisfarbe und Eyelinerfarbe Ton-in-Ton abgestimmt sind. Die genannten Kajal-Eyeliner-Stifte sollten trotz ihrer natürlichen Inhaltsstoffe und guten Hautverträglichkeit immer nur am äußersten Lidrand aufgetragen werden.

Das Auge ist ein sehr empfindliches Sinnesorgan. Kontaktlinsenträgerinnen müssen dies besonders berücksichtigen. Das regelmäßige Anspitzen der Stifte (es gibt dafür spezielle Spitzer) verbessert die Haltbarkeit und ist hygienisch wichtig.

Augenbrauen

Bei entsprechender Farbwahl kann der Kajalstift auch zum Nachzeichnen der Augenbrauen dienen. Ungünstig sehen gezogene «Augenbrauenbalken» aus. Stattdessen entlang des Augenbrauenbogens eine feine Strichelung vornehmen.

Mit einem Augenbrauenbürstchen die Linie nachbürsten, um die Farbe noch optimaler zu verteilen und die Härchen in Form zu bringen. Stark über den natürlichen Bogen hinauswachsende Härchen mit einer Pinzette auszupfen. Um jedes zu viel ausgerissene Haar ist es schade! Augenbrauen umrahmen und gestalten das Gesicht entscheidend mit. Wimpern und Augenbrauenhaare haben die längste Wachstumszeit.

Lidschattenpuder

Eine sehr schöne Farbpalette bieten die Firmen Logona, Annemarie Börlind, Alverde und Dr. Hauschka an.

Mittels eines kleinen Applikators (Pinsel oder Schwämmchenseite) wird Farbpuder vorsichtig auf das Lid aufgetragen. Für die Farbauswahl gelten die gleichen Kriterien, wie sie schon bei den Kajalstiften angesprochen wurden. Bei tiefliegenden Augen, Schlupflidern, kann durch einen Hauch eines sehr hellen Puders, eines sogenannten «highlighter», der zwischen Augenbrauenbogen und Lidfalte aufgetragen wird, das Auge optisch größer wirken.

Logona hat für den Puder zwei sehr schöne Verpackungen entwickelt: ein Kirschholz-Etui mit Spiegel und sicherem Magnetverschluß und ein sehr preiswertes Wellpapp-Etui aus recycelbarem Material. Beide sind zum individuellen Füllen gedacht.

Wimperntusche / Mascara

Wimperntusche ohne Lösungsvermittler, frei von synthetischen Konservierungsmitteln und mit rein pflanzlichen Ölen – dies ist möglich geworden durch die Entwicklung von Dr. Hauschka, Alverde und Logona. Da diese Mascaras wasserlöslich sind, ist das Entfernen mit milden Reinigungspräparaten problemlos, d. h. reizlos, gewährleistet (siehe: Make-up-Entfernung, S. 84). In den klassischen Farben schwarz bzw. auch schwarz-braun und schwarzblau betonen sie die schöne «Augenzierde», die Wimpern, und schützen diese vor Brüchigkeit.

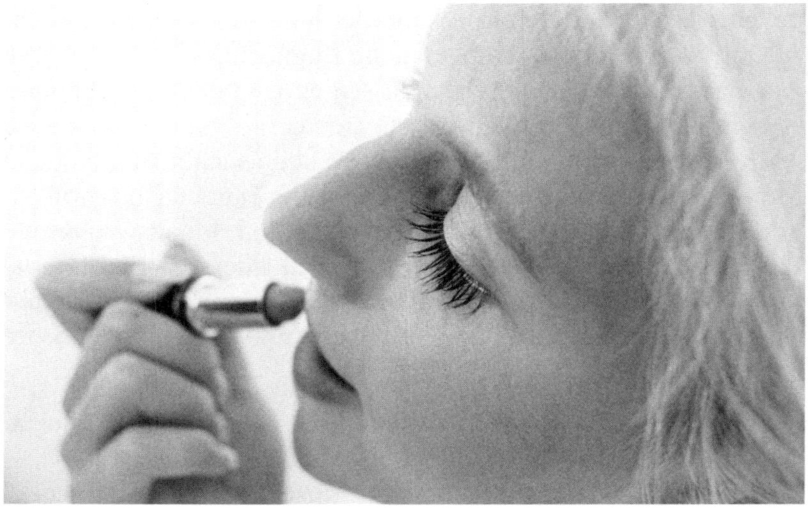

Abb. 11: Harmonische Rottöne für die Lippen

5. Lippenstifte Ein Wunsch vieler Frauen sind Natur-Lippenstifte. In wunderschönen Farben aus Pflanzen und Erdpigmenten mit Jojobaöl, Vitamin E und Carnaubawachs pflegen sie die Lippen in harmonischen Rottönen. Natur-Lippenstifte dieser Art werden u. a. von Dr. Hauschka, Logona und Alverde angeboten. Bei Logona ist die weiche Farbmine in einen dicken Zedernholzstift eingebettet und wird bei Bedarf nachgespitzt. So bleibt sie immer hygienisch einwandfrei.

Laut Öko-Test-Ratgeber Kosmetik werden auf dem deutschen Markt jährlich für ca. 308 Millionen Mark (!) Lippenstifte umgesetzt, das sind ca. 33 Millionen Lippenstifte. Bei diesen Dimensionen wird deutlich, welche Bedeutung die Qualitätsanforderungen haben.

Die Umsetzung der Qualitätsansprüche im Sinne von «so natürlich wie möglich», d. h. ohne Erdölprodukte, ohne künstliche Farbstoffe, vor allem ohne halogenorganische Verbindungen (halogenierte Chlor- und Bromteilchen) und ohne synthetische Konservierung, war bisher mit den Holz-Lippenstiften am besten erreichbar; inzwischen gibt es Weiterentwicklungen.

- Legt man den Stift vor dem Spitzen kurz in den Kühlschrank, geht es besser.
- Lippenstiftfarbe auf Haut- und Haarfarbe abstimmen und die Kleidungsfarbe berücksichtigen. Deshalb wird man nur in den seltensten Fällen mit einem Lippenstift auskommen.
- Helle Farben vergrößern optisch die Lippen, bei sehr schmalen Lippen kann mit einem Konturstift der Lippenrand etwas verbreitert gemalt und eine Nuance heller der Innenraum ausgefüllt werden.
- Dunkle Farben verkleinern den Mund. Unterschiedlich stark ausgeformte Lippen können durch eine entsprechende Schattierung der Ober- oder Unterlippe ausgeglichen werden.
- Nach dem Auftragen des Lippenstiftes überschüssige Farbe auf ein Papiertüchlein abdrücken.
- Der Verbrauch an Lippenstift wird reduziert, wenn vor dem Farbauftrag die Lippen sanft mit einem *Lippenbalsam* bestrichen werden. Insbesondere trockene und empfindliche Lippen können sich «vollsaugen». Das Lippenrot wird deutlich gleichmäßiger und dezenter (Weleda Everon Lippenpflege – Dr. Hauschka Lippenkosmetikum und Lippenpflege-Stift).

Neben den Holz-Lippenstiften gibt es von Dr. Hauschka, Alverde und Sante nun auch Stifte in den bekannten Drehhülsen. Anstelle der üblichen Kunststoffhülsen werden von Sante dekorative Metallhülsen angeboten, in der die Lippenstift-Patrone steckt. Beide Teile sind separat erhältlich, die Metallhülse kann also beliebig oft wieder bestückt werden.

Lippenkonturstift

Da mit der Stiftspitze auch exakte Formen gezeichnet werden können, ist der Lippenstift (Holzstift von Logona) gleichzeitig auch als Lippenkonturstift verwendbar.

Zum Lippenstift passend oder eine Nuance dunkler kann man von Sante und bei Dr. Hauschka einen Lippenkonturenstift (Lipliner) wählen. Insgesamt gibt es etwa zehn Farbtöne.

Für die Verwendung von Lippen- und Konturenstiften gilt der Rat, die natürliche Ausstrahlung des Gesichtes nicht zur «Maske» werden zu lassen.

6. Rouge Ein Hauch Rouge kann einen besonderen Akzent setzen und das «Gesamtkunstwerk» abrunden. In der Regel wird ein Dreieck am oberen seitlichen Wangenknochen mit Rouge markiert. Eine natürliche Ausstrahlung wird erreicht, wenn Puder- oder Creme-rouge dezent aufgetragen und die Ränder fein auslaufend verteilt werden.

Als *Creme Rouge* bietet Lavera im Glastiegel zwei sehr schöne Farbtöne an, die für dunkle und helle Haut geeignet sind. Auch Mischungen untereinander sind möglich. Mit der Fingerkuppe (meistens Mittelfinger) etwas Rouge aufnehmen und an den Wangen abtupfen.

Puder-Rouge von Dr. Hauschka, Logona oder Annemarie Börlind mit weichem, buschigem Pinsel aufnehmen und etwas abklopfen, damit nur ganz wenig Farbpuder im Pinsel haftet. Mit leichter Hand den Pinsel über die Wangen führen.

7. Make-up-Entfernung Zur Freude am Schminken, zum Sich-wohl-Fühlen mit schmükkender Kosmetik gehört auch die Notwendigkeit, die Haut am Abend konsequent zu reinigen. Alle Make-up-Utensilien, die im Bereich der Naturkosmetik angeboten werden, können mit den Gesichtsreinigungsprodukten der hier angesprochenen Firmen schonend und gründlich abgereinigt werden (siehe «Grundpflege der Gesichtshaut – Reinigung », S. 27ff., bzw. «Gesichtspflege in der Praxis», S. 52ff.).

Um Reizungen und Rötungen der Augenumgebung zu vermeiden, ist besondere Sorgfalt beim Abreinigen des Make-up angezeigt. Die sicherste, gründlichste und schonendste Methode, die sich seit Jahrzehnten in der Praxis bewährt hat, ist die Reinigung mit *Weleda Mandel-Gesichtsöl.* Dazu werden ca. 2 Wattepads benötigt, die in Wasser ausgedrückt wurden. Man verteilt 1 bis 2 Tröpfchen des Öls darauf und nimmt damit alle Farbpartikel ab. Auge schließen und von oben nach unten zum Wangenknochen hin und vom äußeren zum inneren Augenwinkel hin vorsichtig streichen.

Die Aufgabe der Gestaltung des Schönen

Wird die dekorative Kosmetik nicht nur zum Selbstzweck und Selbstgefallen eingesetzt, sondern auch unter dem Aspekt, durch eine harmonische Erscheinung und natürliche Ausstrahlung den Mitmenschen ein Geschenk damit bereiten zu wollen, kann auch dieser Bereich der Kosmetik als Teil der sozialen Hygiene betrachtet werden.

«Wenn wir einem schönen Bild, einer schönen Erscheinung, einem schönen Menschenkind begegnen, so fühlen wir uns bewegt und beschwingt; wir empfinden uns erhebend beglückt und beschenkt ... Es ist so, als wenn eine innere Saite berührt wird, die mit dem Gesehenen, mit dem Gehörten, dem Erlebten in einem harmonischen Akkord schwingt.» (Dr. R. A. Eckstein.)

Männersache: Rasierkultur

Die Geschichte des Bartes in der Menschheitsentwicklung, die Geschichten über den Bart und die Traditionen im Laufe der Jahrtausende, die psychologischen Aspekte und die Biographien über «Bartpersönlichkeiten» – das alles zusammen ergäbe viel Stoff für ein weiteres Buch.

Vielleicht werden die folgenden Ausführungen nicht nur für jene Männer von Interesse sein, zu deren Selbstbild das glattrasierte Gesicht oder höchstens noch ein kleines Bärtchen gehört? (Wie häufig ist für dieses Schönheitsideal im Grunde der Wunsch einer Frau ausschlaggebend?)

Ritual Naßrasur

Immerhin sollen sich laut einer Umfrage mehr als 90 Prozent aller Männer jeden Tag rasieren. Die Rasur wird wie ein kleines Ritual zelebriert und meistens von den Frauen bewundert. In besonderer Weise gilt dies für die Naßrasur. Schon das Zubehör schafft ein besonderes Flair im Badezimmer: der Rasierpinsel von feinstem Dachshaar, der Klingenrasierer, vielleicht mit Holzgriff, eventuell an einem Holzständer aufgehängt. Auffallend schöne «Arbeitsge-

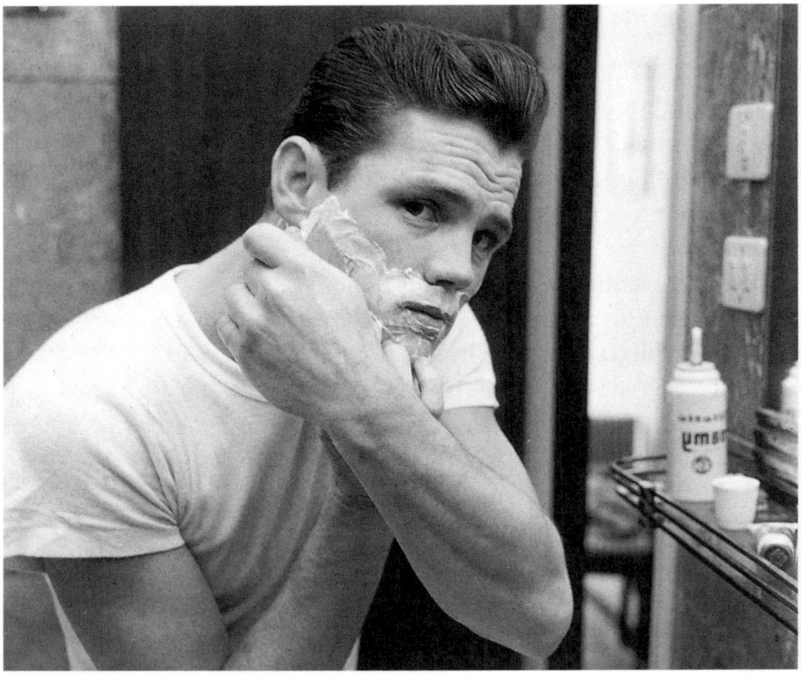

Abb. 12: Naßrasur

räte», zum Beispiel aus Buchenholz oder aus zweifarbig lasiertem Holz, gibt es in einigen Naturwarenläden und im Naturwarenversandhandel.

Sieht man von der Rasur mit einem echten Rasiermesser einmal ab – die Handhabung ist nicht mehr jedermanns Sache –, so gilt die Naßrasur mit der Klinge als schonende Methode um den Bart loswerden zu können. Einen nicht unbedeutenden Anteil an der Verträglichkeit der Naßrasur haben Rasierseife oder Rasiercreme, die zum Weichmachen der Barthaare dienen und in der Regel mit einem Rasierpinsel aufgeschäumt werden.

Naturkosmetik für die Rasur

Durch den Rasierpinsel wird der Schaum dicht an die Schuppenschicht der Haare und an die Poren massiert. Im Sortiment «Naturkosmetik für Herren» werden beide Produkte angeboten, wobei die Gebrauchsgewohnheiten sich überwiegend auf Rasiercreme verlagert haben. Für die treuen Anhänger einer klassischen Rasierseife in Stiftform ist das Traditionsprodukt Speick-Rasierseife von Walter Rau in der Beliebtheit nach wie vor «einsame Spitze». Es pflegt mit Kräutern und natürlichen Wachsen.

Die Auswahl an Rasiercremes mit natürlichen Inhaltsstoffen ist jedoch größer geworden:

- Speick Rasiercreme
- Logona «Mann» Rasiercreme
- Lavera «Men» Rasiercreme
- Weleda Rasiercreme.

Besonders hervorzuheben ist bei diesen insgesamt guten Rasiercremes die Weleda Rasiercreme. Sie ermöglicht auch bei sehr empfindlicher Gesichtshaut eine sanfte und gründliche Rasur. Grundlage der Rezeptur ist eine geschmeidige Rasierseife auf der Basis rein pflanzlicher Öle, die in einem aufwendigen Verfahren hergestellt und monatelang zur «Reifung» gelagert wird. Hinzugefügt wird ein Auszug aus biologisch-dynamisch angebauten Feldstiefmütterchen zur Unterstützung der Regeneration bei geröteter und zu Entzündungen und Ekzemen neigender Haut. Zwei ungewöhnliche Rezepturbestandteile glätten, pflegen und besänftigen die Haut: Ziegenmilch und Mandelmilch. Echte ätherische Öle verleihen der Rasiercreme einen sehr dezenten, angenehmen Duft.

Aftershave – die Pflege nach der Rasur

Jede Rasur, ob naß oder elektrisch, stellt eine Beanspruchung der Haut dar und kommt – hoffentlich meist unblutig – einer Schürfung der obersten Hautschicht gleich. Durch eine optimale Qualität der anschließend verwendeten Pflegepräparate können Hautschäden gelindert und der Hautzustand verbessert werden.

Zur Auswahl stehen

- Rasierwasser (Aftershave lotion)
- Gesichtswasser, Pflegebalsam (Aftershave Balsam)
- Kühlgel (Aftershave Hydro-Gel).

Vorlieben für die eine oder andere Produktart und die Beschaffenheit bzw. die Reaktion der Haut werden für den Gebrauch entscheidend sein.

Weshalb verwendet man ein Rasierwasser?

Rasierwasser soll die irritierte Haut beruhigen, die Quellung der Haut normalisieren (adstringieren), die kleineren Hautdefekte desinfizieren, erfrischen, gut duften und das Gefühl des Gepflegtseins vermitteln. Traditionelle Rasierwässer haben einen Alkoholgehalt zwischen 40 und 80 Prozent.

Creme und Balsam statt Rasierwasser

Immer mehr Männer entscheiden sich jedoch beim Kauf für mildere Aftershave-Lotionen oder die noch milderen Aftershave-Balsame, da Rasierwasser mit hohem Alkoholgehalt die Haut austrocknet und die morgendliche «Feuerprobe» – das Brennen der Haut – ihr Attribut der Männlichkeit (zumindest bei der jüngeren Generation) verloren hat. Nach einer Umfrage klagen mehr als zwei Drittel der 18 bis 34 Jahre alten Männer über Hautirritationen (Rötung, Spannung, Juckreiz) nach der Rasur. Umso mehr ist dabei die Tatsache verwunderlich, daß Rasierwässer – auch Rasierbalsame – fast ausschließlich ihres Duftes wegen gekauft werden! Intensive Duftstoffanteile – in den allermeisten Fällen synthetischer Herkunft – können die Haut reizen, die ja ohnehin nach der Rasur «angeschlagen» ist. Zusätzlich sind in den Rezepturen sehr häufig Konservierungsstoffe, Emulgatoren, Vergällungsmittel, die den Trinkalkohol in «technischen» Alkohol verwandeln, und Mineralölanteile zu finden.

Nach den Qualitätskriterien der Naturkosmetik halten deshalb nur sehr wenige Produkte der kritischen Prüfung stand. Zu ihnen zählen die Rasierwässer von Logona, Speick, Lavera, Freistil und das Weleda Rasierwasser, das sich durch seine besondere Reinheit auszeichnet. Es eignet sich als Pre- und Aftershave. *Vor* der Elektrorasur strafft es die Haut, die Barthaare richten sich auf und können vom Scherkopf leichter erfaßt werden. *Nach* dem Rasieren – ob naß oder trocken – belebt es mit dem unaufdringlich zart-herben Duft echter ätherischer Öle, tonisiert mit Hamamelis-Destillat, adstringiert und desinfiziert mit dem wäßrig-alkoholischen Auszug aus Myrrhe. Unabhängig von einer Rasur eignet es sich zum Desinfizieren bei Unreinheiten, einzelnen Pickeln, ausgedrückten Mitessern etc.

Als Alternative zum klassischen Weleda Rasierwasser hat sich – mit deutlich niedrigerem Alkoholgehalt – das *Weleda Iris-Gesichtswasser* sehr bewährt. Es wird pur auf die Haut aufgeklopft. Ein Iris-Wurzelstock-Auszug, Hamamelis-Destillat und Zitronensaft in ca. 15%igem Alkohol bestimmen die Qualität.

Geheimtips

- Wer eine Lotion sucht, die nach der Rasur die Haut entspannt und erfrischt, aber *ohne* Alkohol und *ohne* Fettanteile ist, findet in der Weleda Iris-Reinigungsmilch *classic* das Richtige. Pur in die Haut einklopfen. Besonders geeignet für die reizempfindliche, eher fette Haut. Oder:
- Dr. Hauschka Ampulle Hautkur oder Hautkur sensitiv pur auftragen.
- Für die trockene, empfindliche Haut gibt es von allen Herrenkosmetik-Herstellern als mildere Alternative zur Aftershave-Lotion den *Aftershave-Balsam*. Produkte dieser Art enthalten wesentlich weniger Alkohol und vereinen Duft und Pflege.
- Für die Männer, die ganz bewußt nach einer milderen Pflege ohne synthetische Zusätze suchen, bleibt zwar die Auswahlmöglichkeit klein, dafür ist aber die Qualität der in Frage kommenden Produkte umso überzeugender.
- Kühlende Frische bei geringen Fettgehalten spendet Lavera Men Aftershave-Balsam-Gel oder Speick Hydro Gel (besonders angenehm an heißen Sommertagen).
- Eine reizlindernde, duftende Pflege vermittelt Logona Mann Aftershave-Balsam. Als zweites Produkt, aber mit geringerem Fettgehalt, kann auch «Mann Pflegelotion» verwendet werden.
- Mit Einschränkung – wegen geringer Mengen von Konservierungsstoffen – kann für die beanspruchte Gesichtshaut auch der Aftershave-Balsam von Speick mit dem unverkennbaren Duft empfohlen werden.
- Ein Spitzenpräparat in puncto Qualität und Hautverträglichkeit ist der Johanniskraut-Balsam von Klosterlaboratorium Lorch (Fa. Petersen). Er fördert die Heilungstendenz bei kleineren Hautdefekten und gibt der Haut eine feine Schutzhülle gegen

Witterungseinflüsse. Er ist sehr sparsam in der Anwendung und wird vor allem von Männern geschätzt, die Wert auf Duftneutralität legen.

- Eine hochwertige Komposition aus kaltgepreßtem Jojobaöl, dem Gel aus biologisch angebauter Aloe vera, Auszügen aus Kamille und Myrrhe steht mit dem Aftershave Balsam von Weleda zur Verfügung. Er beruhigt sensible Gesichtshaut nach der Trocken- oder Naßrasur und beugt durch seine lindernden und adstringierenden Eigenschaften Hautreizungen und Entzündungen vor. Die sahnige Emulsion zieht rasch ein und hinterläßt eine natürlich frische Duftnote.

Hautpflege für Herren

Ob Kinnbart, Oberlippen- oder Vollbart, ob eine Teilrasur durchgeführt wird oder nicht, eines ist sicher: die Gesichtshaut benötigt früher oder später eine behutsame Pflege.

Entzündlichkeiten im Bereich des Barthaares, zum Beispiel durch eingewachsene Haare hervorgerufen, oder trockene, juckende Stellen sind mit den genannten Aftershave-Produkten günstig zu beeinflussen. Ob die alkoholische Variante, zum Beispiel zum Desinfizieren, oder eine der pflegenden Emulsionen vorgezogen wird, ist individuell abzuklären.

- Weitere Cremes von Weleda, die seit Jahrzehnten auch in der Herrenpflege sehr beliebt sind: Iris-Tagescreme, Iris-Feuchtigkeitscreme, Citrus-Hautgel (Empfehlung der Autorin, die von der Packungsaussage abweicht), Coldcream.
- Bei hochsensibler Haut, die zu Allergien neigt, können Weleda Mandel-Gesichtsöl oder Mandel-Gesichtscreme eine lindernde und wohltuende Hilfe für die Haut sein.
- Von Dr. Hauschka-Kosmetik erfreut die *Gesichtsmilch* den pflegebewußten Herrn.

Wohlbefinden durch eine gepflegte Gesichtshaut ist längst kein Privileg der Frauen mehr; auch die Männer nehmen das kosmetische Angebot zur Erlangung einer attraktiven Ausstrahlung gern in Anspruch. Besonders hervorzuheben sind für eine zusätzliche kosmetische Anwendung die Gesichtsmasken / Gesichtspackungen (siehe «Grundpflege der Gesichtshaut», S. 41).

Schnellkur für gestreßte Männer

- *Kühlend:* Gesicht reinigen – Weleda Iris Erfrischungsmaske auftragen, 10 Minuten einwirken lassen, gründlich abspülen (lauwarm), Iris-Feuchtigkeitscreme auftragen.
- *Wärmend:* Anstelle des eben genannten erfrischenden, fettfreien Gels eine wärmende, fettreiche Packung auftragen: Weleda Iris-Intensivpflege-Maske. Nach 20 bis 30 Minuten Einwirkungszeit warm abwaschen.

Im Überblick: Gesichtspflege

Wenn man die Haut als die Schwelle ernst nimmt, wo Welt und Ich sich begegnen, kommt man zum Verständnis dessen, was eine individuelle und gleichzeitig ganzheitliche anthroposophische Kosmetik anstrebt. Die Gesichtshaut ist das indivi-duellste Organ des menschlichen Organismus überhaupt. Deshalb ist eine individuelle statt einer schematisierten Hautpflege angezeigt. Diese ist durch eine erweiterte Betrachtungsweise der Haut auf der Basis der anthroposophischen Menschen- und Naturerkenntnis gegeben. Über den vordergründigen Befund hinaus, um welchen der drei Hauttypen es sich handelt, ist das Ziel der anthroposophisch orientierten Kosmetik eine harmonisierende Pflege und die Anregung der Selbstregulierungskräfte der Haut. Dieses Ziel zu erreichen ist möglich, wenn bei der Betrachtung der individuellen Haut, bei der Behandlung und bei der Herstellung von geeigneten Präparaten der Zusammenhang der Haut mit der Dreigliederung des menschlichen Organismus und den vier Wesensgliedern des Menschen (siehe S. 16f.) beachtet wird. Ebenso wichtig ist der Wirkzusammenhang zwischen Substanzen aus den Naturreichen und dem Menschen. Daher scheiden synthetisierte Substanzen für den Einsatz in einer ernstzunehmenden Naturkosmetik aus.

Grundlage der guten Hautpflege ist die tägliche *Reinigung* der Haut. Für die Gesichtsreinigung genügt Wasser allein nicht. Aber bei der Auswahl der Reinigungsmittel ist Vorsicht angesagt. Empfehlenswert sind nur Seifen, Waschcremes, Reinigungscemes und -öle aus pflanzlichen Bestandteilen. Die *Nachtpflege* muß sorgfältig auf die individuelle Haut abgestimmt sein. Es geht nicht darum, einen generellen Mangel der Haut an Fett und Feuchtigkeit über Nacht auszugleichen. Vielmehr soll der gesamte Stoffwechselprozeß in der Haut angeregt werden. Ein abdichtender Ölfilm, wie ihn Präparate auf Mineralölbasis herstellen, verhindert die Anregung der nächtlichen Hautaktivität, statt sie zu unterstützen. Auch die *Tagespflege* fördert eine pflegende, harmonisierende und ordnende Wirkung auf die Gesichtshaut nur, wenn die individuelle Haut und ihre Tendenzen bei der Anwendung von Cremes, Ölen, Masken und Packungen berücksichtigt werden. Besonders empfindliche Partien des Gesichts, wie Augenumgebung und Lippen, bedürfen einer schonenden Pflege, die am besten durch Kompositionen aus reinen Natursubstanzen gewährleistet ist. Die Gesichtspflege in der Praxis hat viel mit Regelmäßigkeit zu tun. Das beginnt bei der Vorbereitung, dazu gehört eine gewisse Einstimmung und Atmosphäre und nicht zuletzt die Bereitschaft, sich die nötige Zeit zu nehmen: morgens und abends für die tägliche Pflege und im Wochenrhythmus für zusätzlicheAnwendungen.

Schminke und Naturkosmetik sind schon längst miteinander vereinbar. Es gibt eine Reihe von dekorativen Kosmetika, die aus Natursubstanzen und naturnahen Stoffen komponiert sind und daher empfohlen werden können. Wenn auch die Auswahl an natürlichen Schminkprodukten im Vergleich zur konventionellen Kosmetik beschränkt ist, so ist das Angebot doch umfassend genug, um mit Naturkosmetik auch das Bedürfnis und die Aufgabe zur Gestaltung des Schönen erfüllen zu können. Naturkosmetik für den Herrn wird meist bei der Rasur entdeckt. Rasiercremes, Pre- und Aftershave-Präparate aus reinen Natursubstanzen können ergänzt werden durch die Pflege der Gesichtshaut mit den schonenden Naturkosmetikprodukten, deren Anwendung keineswegs ein Privileg der pflegebewußten Frau ist.

«Die Sonne schien ihm aufs Gehirn,

da nahm er seinen Sonnenschirm …»

Heinrich Hoffmann-Donner

(»Stuwelpeter«, 1845)

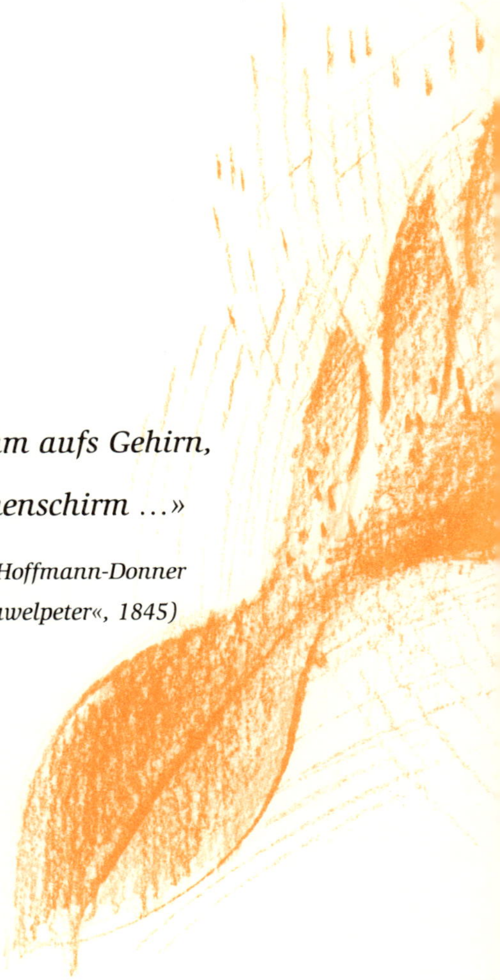

Sonnenkosmetik

Die Sonne ist in Mythologie und Volksglauben «Gott des Lichtes, der Wahrheit und Spender des Lebens». Verschiedenste Darstellungen der Sonne spiegeln ihre Bedeutung für die Entwicklung der Menschheit wider. Auf der Sonnenscheibe, die den Thron des ägyptischen Pharao Tutanchamun im 14. Jahrhundert v. Chr. ziert, symbolisieren die Strahlenhände die lebenspendende Kraft. Auch die ägyptische Göttin der Liebe und Herrin des Himmels, Hathar, trägt eine Sonnenscheibe. Der Sonnenwagen galt als Bote und Spender von Helligkeit und Wärme und wurde in den verschiedenen Kulturen jeweils von verschiedenen Tieren gezogen.

Die enge Verbundenheit von Leben und Sonne begegnet uns in vielen Bereichen. Der Name des ersten Wochentags – Sonntag,

Sunday – ist von der Sonne abgeleitet. Einer, der Glück hat, befindet sich «auf der Sonnenseite des Lebens», Sonntagskinder gelten als Glückskinder. Bis heute wird zum Erntedankfest der Brauch gepflegt, eine Brotsonne zu backen.

Licht und Wärme locken die ersten «Sonnenanbeter» unter den freien Himmel. Die Sonne vertreibt das Dunkel, das Gute triumphiert über das Böse.

Immer stärker rückt heute aber in unser Bewußtsein die Tatsache, daß wir uns vor den Folgen der Sonneneinwirkung auch schützen müssen.

Sonnenlicht und UV-Bestandteile

UV-C-Strahlen

Nur ein geringer Teil eines breiten Spektrums aller kosmischen Strahlen gelangt durch das schmale «kosmische Fenster» zur Erde. Der weitaus größte Teil wird von den verschiedenen Schichten der Atmosphäre vorher absorbiert. Grob kann man das die Erde erreichende sichtbare Spektrum in zwei Richtungen verlängern: Oberhalb einer Wellenlänge von 8 Newtonmeter (Nm) beginnt die Infrarot-Strahlung (Wärmestrahlung), unterhalb von 400 Nm liegt die ultraviolette, die UV-Strahlung. Die keimtötenden UV-C-Strahlen der Sonne tragen wesentlich zur Reinigung der Atmosphäre bei und erreichen zum überwiegenden Teil nicht die Erdoberfläche. Sie werden von der Ozonschicht ausgefiltert.

UV-A-Strahlen

Die übrige UV-Strahlung wird in UV-A (400 – 320 Nm) und UV-B (320 – 280 Nm) unterschieden. Die langwelligen UV-A-Strahlen dringen besonders tief in die Haut ein. Bei kurzzeitiger und wohlüberlegter Sonneneinstrahlung kann die UV-A-Strahlung viel Positives auf unseren Stoffwechselhaushalt ausüben, zum Beispiel wird das für den Knochenaufbau so wichtige Vitamin D durch die UV-A-Strahlung angeregt. Doch gerade bei langer und unkontrollierter Einstrahlung zeigen sich große Risiken. Die Haut altert vorzeitig, da eine unmittelbare Schädigung der elastischen Fasern, also des Stützgewebes, verursacht wird. Dieses verändert sich unter der Einwirkung der UV-A-Strahlung, indem die vorhandenen Melaninvorstufen durch Oxidation in Sofortbräune verwandelt werden.

UV-B-Strahlen

Die UV-B-Strahlung ist kurzwelliger, energiereicher und schwankt in ihrer Intensität im Tages- und Jahreszeitenlauf. Sie bringt die Spätbräune, aber auch den Sonnenbrand. Sie bildet die natürliche Lichtschwiele, die vor dem Zuviel an Sonneneinstrahlung schützen soll. UV-B-Strahlen schädigen die Zellen in der äußeren Hautschicht und setzen Stoffe frei, die durch Blutgefäße und Nervenbahnen bis ins Bindegewebe vordringen. Sie führen zu den typischen Merkmalen eines Sonnenbrandes.

Leider hält die von vielen «Sonnenanbetern» so begehrte schnell erworbene Sonnenbräune nur knapp sechs Wochen. Ob sich da der «Sommergrill» mit all seinen Gefahren lohnt? Denn schneller alternde Haut mit Faltenbildung, Verlust an Elastizität und Spannkraft durch Veränderung der kollagenen und elastischen Fasern im Bindegewebe und Pigmentflecken sind die Folge intensiver Sonnenbräune.

Mensch und Sonne

Sonne belebt

Der Mensch braucht die Sonne – so wie alle anderen Lebewesen auch. «Ein Sonnenbad ist gesund und angenehm», argumentieren die meisten Menschen. Zur Gesundheit gehört ein gutes Aussehen. Natürliche Bräune wird als «gesund» empfunden. Und mit «angenehm» sind die Entspannung, die Wärme und die Aktivierung gemeint, die ein köstliches Sonnenbad zur Folge hat. Eine adäquate Menge Sonnenstrahlung – und schon kommen die physiologischen Abläufe im Menschen in Schwung, die Leistungs- und Lernfähigkeit sowie das allgemeine Wohlbefinden werden spürbar gesteigert. Ein schöner sonniger Morgen – und der Tag beginnt mit einer ganz anderen Stimmung, mit wesentlich mehr Schwung als vergleichsweise ein diesiger, dunkler Wintertag!

Sonne gefährdet

Sonnenbräune wirkt aber nur dann als Symbol für Sportlichkeit und Gesundheit, wenn sie mit einer aktiven, gesunden Körperpflege einhergeht. Wer seine Bräune «auf dem Grill», im Solarium oder durch selbstbräunende Mittel erreicht, wird auf Dauer nicht zufrieden sein. Es ist erfreulich, daß mittlerweile der aktiv erworbenen Sonnenbräune der Vorzug gegeben wird, denn die braungebrannte Haut ist im Grunde ein schädliches Schönheitsideal und ein negatives Statussymbol!

Sonne heilt

Die Dunstglocken über den Ballungsgebieten und Großstädten der Erde lassen die Strahlen der Sonne nicht mehr vollständig hindurch. Das Sonnenspektrum ist bis auf 75 Prozent reduziert. Während sich das Auge mit dem Licht noch zufrieden gibt, bedarf der Organismus einer weitaus größeren Reizwirkung aller Strahlen im lang- und kurzwelligen Bereich! Nervöse Störungen, Depressionen, gesteigerte Reizempfindlichkeit, Leistungsschwund und Infektanfälligkeit sind die Folge mangelnder Sonneneinstrahlung. Auch verschiedene Hautkrankheiten sind auf die Reduzierung des Sonnenlichtes zurückzuführen.

Wie wichtig die Sonne für Wachstum und Gedeihen der Lebewesen ist, zeigt das Beispiel der Rachitis beim Menschen. Die Vorstufe von Vitamin D, Pro-Vitamin D, liegt in der Haut vor. Durch Sonneneinstrahlung oder die Verwendung einer künstlichen UV-Quelle (Solarium, Höhensonne) verwandelt sich dieses vom Körper produzierte Pro-Vitamin in Vitamin D3. Ein Vitamin-D-Mangel bewirkt bei Kindern die Verminderung des Rippenknochenwachstums, so daß sich der Rücken wölbt. Außerdem kommt es zu einer Verformung der Beinknochen. Während Lichtmangel bei Erwachsenen vor allem depressive Erkrankungen zur Folge hat, zeigen sich bei alten Menschen wieder körperliche Symptome im Krankheitsbild Osteoporose.

Andererseits profitieren fast alle Therapien zur Heilung oder Linderung von Erkrankungen von der optimalen «Dosis» an Sonneneinstrahlung. Sonnenlicht führt zu einer Erhöhung der Körpertemperatur. Bei der Durchwärmung der Haut weiten sich die Blutgefäße, und eine stärkere Durchblutung tritt ein. Giftstoffe und Krankheitserreger treten mit dem Schweiß an die Hautoberfläche. Durch die Steigerung der Stoffwechseltätigkeit wird die Haut abwehrfähiger.

Auch Interferon, der bislang einzig bekannte Abwehrstoff gegen Viren im Körper, wird im verstärkten Maße produziert, wenn der Körper zeitweise der Sonneneinstrahlung ausgesetzt wird.

Die allgemein anregende, stimulierende und belebende Wirkung des Lichtes hat einen überaus günstigen, man kann sogar sagen heilenden Einfluß auf den gesamten Organismus. Allerdings hängt, wie bei Arzneimittelsubstanzen, die Wirkung von der Dosis ab: Was in kleinsten oder kleinen Mengen hilfreich ist, kann in größeren Mengen lebensbedrohlich werden!

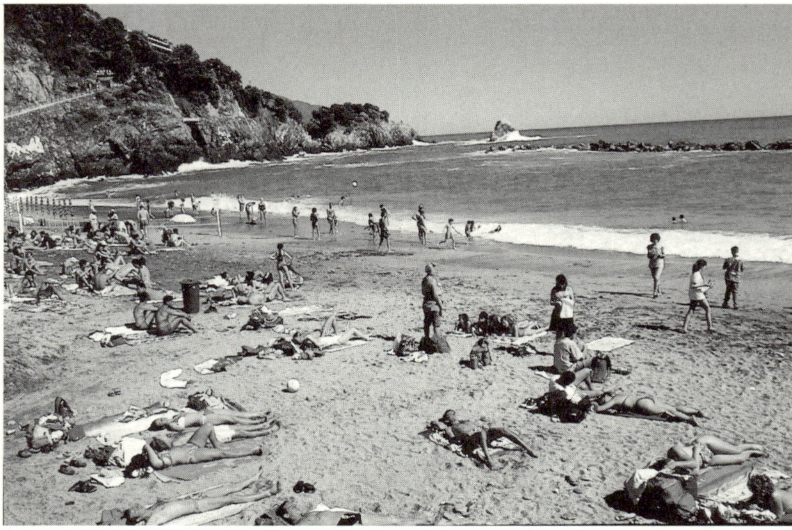

Abb. 13: Badefreuden, Meer und Sonne

Die Auswirkungen des Sonnenlichtes auf unsere Haut

Bleibende Schäden

Die Sonnenanbeter unserer Zeit müssen acht geben und die Sonne mit Vorbehalt genießen. Dr. Albert Kligman, Professor für Dermatologie an der University of Pennsylvania, stellt fest: «Jedes einzelne Lichtquant (Meßeinheit der Lichtenergie), das die Haut erreicht, summiert sich im Laufe der Jahre und führt zu einer Schadensbelastung der Haut.» Schädigungen durch UV-Strahlen werden von der Haut niemals vergessen. Das beginnt schon in der frühesten Jugend, zum Beispiel beim Schwimmbadbesuch. Ab dem 50. Lebensjahr sind dann die Sonnenschäden an der Haut eklatant erkennbar (Altershaut, Seemannshaut). Es ist allgemein bekannt, daß die Sonnenstrahlung einen wesentlichen Faktor für die Alterung der Haut darstellt. Rund 50 Prozent der Alterung der Haut sollen auf Lichtschäden beruhen. Diese vorzeitige Alterung kann als eine Art «Narbenbildung auf entstandene Unordnung» bezeichnet werden (auch als «Urlaubsnarben»). Es ist deshalb ratsam, nur so viel Sonne an die Haut heranzulassen, als sie braucht. Die Weltgesundheitsorganisation (WHO) in Genf meint, daß die tägliche Dosis Licht, die gerade zu einer minimalen Hautrötung führt, für den menschlichen Organismus unbedingt notwendig ist. Bis zu einer ganz leichten, gerade wahrnehmbaren Rötung reagiert der menschliche Organismus gut auf Sonnenstrahlen.

Von der gesunden Bräunung zum Sonnenbrand

Ein leichtes Erythem (Entzündung) ist immer die Vorstufe zur Bräunung. Nur eine unterschwellige Entzündung darf es sein, nie sollte sie sichtbar werden in Form von «Krebsröte»! Am Beginn des Erythems bewegen sich die Melaninkörner strahlenförmig in den oberen Bereich der Epidermis und bilden für die weitere Bestrahlung einen entsprechenden Schutz: die Bräune. Pigmentierung, also Bräune, ist eine natürliche Schutzmaßnahme der Haut gegen UV-Strahlen. Dieser Schutzmechanismus des Körpers funktioniert bei normalem Sonnenlicht in unseren Breiten durchaus ausreichend. Bei intensiver Sonnenbestrahlung reichen die Melaninkörner nicht aus, zumal sie nur äußerst langsam vom Organismus aktiviert werden können. Nach neuesten dermatologischen Erkenntnissen wird die These vertreten, daß jede Bräunung der Haut bereits eine Hautschädigung darstellt.

Beim Sonnenbrand «verschmoren» die empfindlichen Hautzellen in der oberen Hautschicht, die Blutverteilung im Körper verändert sich, Epidermiszellen beginnen zu wuchern. Die schmerzhafte Entzündung der ersten Tage geht dann allmählich in Braun über.

Wie bildet sich die natürliche Pigmentierung der Haut?

Die Hypophyse, auch Hirnanhangdrüse genannt, produziert über zwanzig verschiedene Hormone, mit denen sie andere Hormondrüsen im Körper zur Arbeit antreibt. Eines dieser Hormone stellt der mittlere Lappen der Hypophyse bei intensiver Belichtung des Körpers her. Über den Blutkreislauf gelangt es an die Spezialzellen im Bereich der tiefen Keimschicht (Stratum basale) der Oberhaut und der Haarfollikel, die im ganzen Körper verteilt sind. Aus Aminosäuren, Kupfer und Eiweiß wird ein hochkompliziert zusammengesetzter schwarzer Farbstoff gebildet. Die schwarzen Farbkörnchen (Melaninkörner) mit einem Durchmesser von 1 millionstel Millimeter verteilen sich innerhalb der Oberhaut und in den Haaren. Je dichter sich die Farbkörnchen in Haut und Haar zusammenschieben, desto dunkler werden sie. Vor allem durch die UV-B-Strahlen wird das Hautpigment in der Keimschicht von den Melanozythen gebildet. Manchmal können auch einzelne Hautareale an einem Enzymmangel leiden, wobei es zu einem Ausfall des schwarzen Farbstoffes kommt. Es bilden sich farblose «Inseln» in der Haut. Wegen des fehlenden Pigmentschutzes ist die Lichtempfindlichkeit besonders gesteigert.

Einen weiteren natürlichen Lichtschutz unserer Haut stellt die Hornschicht dar, ihre Verdickung wird als Lichtschwiele bezeichnet. (Ein weiterer biologischer Abwehrmechanismus ist der sogenannte «Dark-repair-Effekt». Unsere Zellen in der Epidermis haben die Fähigkeit, geschädigtes Zellmaterial abzustoßen und innerhalb von 27 Tagen durch neues zu ersetzen.) Die natürlichen Lichtschutzfunktionen unserer Haut sind jedoch erst nach 4 bis 5 Tagen voll wirksam. Das bedeutet, daß jede Haut, speziell sonnenungewohnte und empfindliche Haut, in den ersten Tagen sehr zurückhaltend und bewußt den ersten Sonnenbädern ausgesetzt werden sollte!

Auch gebräunte Haut braucht nach wie vor Sonnenschutz, obgleich die Bräunung den Schutz der Haut wesentlich erhöht.

Besondere Gefährdung

Vor allem gefährdet sind Menschen mit auffallend heller Haut, rötlichem Haar und blauen (braunen) Augen. Sie bekommen immer einen Sonnenbrand und werden nie braun, die Haut schält sich. Gerade diese Menschen haben ein hohes Risiko insofern, als sie ganz besonders für Hautkrebs disponiert sind. Man sieht das in Australien, wo die weitaus größte Zahl aller bösartigen Krebse durch die Sonnenstrahlung bedingt sind (maligne Melanome).

Menschen, die Medikamente einnehmen, sollten unbedingt ihren Arzt fragen, ob diese Medikamente photoaktiv sind und durch Sonnenstrahlung verändert werden. Unliebsame Reaktionen, man spricht dann von phototoxischen bzw. photoallergischen Reaktionen, sind die Folge.

Worauf muß man beim Sonnenbaden achten?

Unsere Haut ist ein Wunderwerk, das vom weisheitsvollen Schöpfergeist einen «Lichtsinn» erhalten hat. Feinst differenziert und abgestuft vom Nordeuropäer über den Mitteleuropäer zum Südeuropäer, je nach Fülle des zur Verfügung stehenden Lichtes, ist die Fähigkeit zur Entwicklung des Hautpigmentes, die Ausbildung der Hautdichte.

So ist es für uns Menschen auch eine Aufgabe, uns in diese Zusammenhänge hineinzufühlen und mit Selbsterziehung und Selbstdisziplin der Haut, dem Organismus allgemein, nicht zuviel abzuverlangen.

Sonnengewöhnung

Auch wenn es schwer fällt, sollte man die ersten Urlaubstage im Schatten oder Halbschatten verbringen und die Haut langsam an die Sonne gewöhnen. Auf keinen Fall sollte man sich gleich am ersten Tag in die volle Sonne legen.

Reflexion

Bei Aufenthalten am Meer und im Hochgebirge muß man berücksichtigen, daß Wasser, Sand oder Schnee die Strahlungsintensität der Sonne durch Reflexion wesentlich erhöhen. Da Wasser als starker Reflexionsspiegel die Sonnenstrahlen noch intensiver auf die Haut treffen läßt, müssen dies alle passionierten Wassersportler, Wasserratten, Segler, Surfer, Kanuten, Bootsfahrer besonders berücksichtigen. Weißlackierte Bootsplanken und Surfbretter, helle Segel reflektieren ebenfalls. Die Reflexion von hellem Dünensand liegt bei 17 bis 50 Prozent.

Strahlenintensität

Für den Aufenthalt am Strand ist noch folgendes zu berücksichtigen: Die UV-Strahlen erreichen ihre höchste Intensität zwischen 11 und 15 Uhr, wobei trockene Luft durchlässiger ist für die Strahlen. Strahlende, klare Sonnentage ermöglichen den UV-A- und UV-B-Strahlen, schneller auf die Haut einzuwirken. Bei diesigem und bedecktem Himmel erreichen immer noch 50 Prozent der UV-Strahlen die Erde. Bei ungenügender Aufmerksamkeit kann es auch hier schnell zu einem Sonnenbrand kommen. Wenn zwischen 11 und 15 Uhr die Sonnenexposition gemieden wird, kann allein dadurch die UV-Tagesdosis um circa 60 Prozent reduziert werden.

Nasse Haut Nach dem Baden und im feuchten Klima wird die Haut deutlich lichtempfindlicher; je höher die Luftfeuchtigkeit ist, desto intensiver verbrennt die Haut. Die nasse ungeschützte Hornschicht läßt das UV-Licht ungehindert in die unteren Hautschichten eindringen, wo es die Hautzellen schnell und nachhaltig schädigen kann. Besonders wichtig ist es bei Aufenthalten am Meer, nach dem Bad die Salzkristalle mit Süßwasser abzuduschen und die Haut wieder mit Sonnenschutz zu versorgen.

Sonne und Wind Wind ist ein Gaukler, er gaukelt vor, daß die Strahlen harmlos seien. Mit einer Brise kühlt er die Haut und setzt das Hitzegefühl – ein wichtiges Warnsignal – außer Kraft, das manchen noch rechtzeitig alarmiert hätte, einen intensiven Sonnenschutz aufzutragen. Bei UV-Bestrahlung und Wind reagiert die Haut bedeutend empfindlicher.

Wintersport Damit der Wintersport zum Vergnügen wird, ohne daß dabei die Haut leidet und trocken wird, ist es wichtig, während des Skifahrens den Sonnenschutz immer wieder zu erneuern. Bei allen sportlichen Winterhobbys transpiriert die Haut, und mit den Schweißperlen wird auch das Sonnenschutzmittel abgerieben.

Dauer des Sonnenbads Das erste Sonnenbad sollte nicht länger als eine Viertelstunde dauern, bei sehr heller Haut nur 10 Minuten, während dunkle Haut eventuell sogar 30 Minuten vertragen kann. An den nächsten Tagen können die Sonnenbadzeiten stufenweise verlängert werden, etwa jeweils um 10 Minuten. Bei sehr empfindlicher Haut ist eine Steigerung der Sonnenbadzeit alle zwei Tage um etwa 20 Prozent sinnvoll. Jedoch sollte auch eine sonnengewöhnte Haut nicht länger als eine Stunde ohne Pause der Sonne ausgesetzt werden. Eine Schattenpause bzw. «Abkühlung» bis zum nächsten Tag ist wichtig; auf diese Weise kann langsam eine Verdickung der Hornschicht entstehen, die bereits erwähnte Lichtschwiele, die einen natürlichen Sonnenschutz bildet.

Sonnenschutz und Lichtschutzfaktor

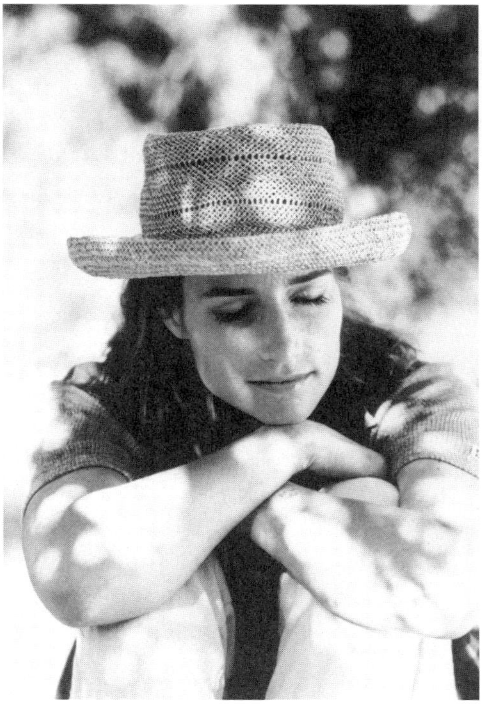

Trotz intensiver Aufklärung zum Thema Lichtschutz setzen sich Verhaltensänderungen in der Bevölkerung nur langsam durch. Viele Menschen schützen sich gegen ultraviolette Strahlung nicht ausreichend. Die Motivation, heute etwas zu tun gegen Langzeitschäden in ferner Zukunft, ist schwierig zu erreichen. Einer Mitteilung des Industrieverbandes Körperpflege und Waschmittel e.V. vom März 1997 ist zu entnehmen, daß eine Umfrage in England besorgniserregende Ergebnisse brachte: 46 Prozent hatten in den vergangenen Jahren überhaupt kein Sonnenschutzmittel benutzt, mit dem Argument, sie würden sich «nicht in die Sonne legen» und bräuchten deshalb keinen Sonnenschutz; und 52 Prozent hatten versucht, ohne Sonnenschutzmittel braun zu werden.

Abb. 14: Einfacher Schutz: der Sonnenhut

Der sicherste Lichtschutz ist natürlich die Sonnenkarenz und das Tragen von abdeckender Kleidung. Bereits ein Hut mit einer 10 cm breiten Krempe kann die UV-Dosis im Gesicht bis zu 70 Prozent verringern.

Sonnenschutzmittel dienen nicht der Bräunung

Vielfach meint man, Sonnenschutzmittel würden brauner machen; das ist ein Irrtum. Die Aufgabe eines Sonnenschutzmittels ist es, die Haut vor strahlungsbedingten Schäden zu schützen und nur die Energiemenge in die Haut zu lassen (minimale Erythemdosis), welche auf natürliche Art und Weise die Pigmentzellen anregt, braune Pigmente zu bilden. Es dauert dann mit dem Braunwerden zwar ein bißchen länger, aber dafür bleibt die Bräune auch länger erhalten. Der wesentliche Vorteil dabei ist, daß bei vorsichtiger Vorgehensweise keine bleibenden Hautschäden entstehen und dadurch der Alterungsprozeß der Haut nicht beschleunigt wird. Dermatologen und Kosmetikspezialisten sind sich darin einig, daß es kein Sonnenvergnügen ohne den richtigen Sonnenschutz gibt.

Die Transparenz der Haut ist von vielen Variablen abhängig: Emulsionsform, Lichtschutzmittelgehalt, Wassergehalt, pH-Wert usw. Eine W/O-Creme erniedrigt unmittelbar nach dem Auftragen die Transparenz, bewirkt also einen Schutz gegen Licht, um dann nach dem Abdunsten des Emulsionswassers allmählich die Durchlässigkeit wieder zu erhöhen. Ein zu niedriger Wassergehalt auf der Haut führt zu einer rauhen und rissigen Haut. Aus dieser «Rißbildung» entstehen lokal begrenzte, stark lichtdurchlässige Stellen in der Haut, die dann ein «scheckiges» Braun ergeben und die Sonnenbrandgefahr erhöhen.

Lichtschutzfaktor (LSF) anpassen

Wichtig ist, das Sonnenschutzmittel und dessen Lichtschutzfaktor (LSF) dem Zustand der Haut und der geographischen Lage des Urlaubsortes anzupassen. Das Einreiben soll an jedem Sonnentag bereits in der Frühe bei der Morgentoilette durchgeführt werden. Die empfindlichsten Hautbereiche an Nasenrücken, Lippen, Ohrläppchen, Augenpartie, Kniekehle, Kniescheibe, Ellbogen müssen besonders sorgfältig eingecremt werden. Auch Gesäß, Bauch, Busen und Fußsohle bedürfen eines intensiveren Sonnenschutzes als zum Beispiel Arme und Beine.

Synthetischer Lichtfilter

Alle guten Sonnenschutzpräparate enthalten heute neben einer hochwertigen Grundlage einen synthetischen Lichtfilter, der die verbrennende Wirkung der UV-Strahlen (meist UV-B) bis zu einem gewissen Grad abmildern kann. Die Stärke dieses Filters wird durch den Lichtschutzfaktor angegeben. Er ist leicht zu errechnen: Wenn sich die Haut ohne Sonnenschutzmittel nach 10 Minuten rötet, kann sie mit einem Sonnenschutzpräparat mit LSF 6 sechsmal 10 Minuten = 60 Minuten der Sonne ausgesetzt werden, ehe diese Rötung einsetzt. Je höher der Lichtschutzfaktor, desto länger kann man also in der Sonne bleiben!? Aber gerade hierin liegt eine große Gefahr! Lichtschutzfaktoren gaukeln eine falsche Sicherheit vor. Zum Beispiel wird dadurch nichts ausgesagt, inwieweit ein Sonnenschutzmittel die UV-A-Strahlen aus dem Sonnenlicht herausfiltert.

Zudem muß man wissen: Je höher der angegebene Lichtschutzfaktor, desto höher ist selbstverständlich auch der Anteil der chemischen Filtersubstanz. Sonnenschutzpräparate ab LSF 12 sollten auf kurze Anwendungszeiten und extreme Bedingungen beschränkt sein, z. B. Gletscherwanderung, unvermeidbare lange Aufenthalte in der prallen Sonne, Albinismus, nach Hautoperationen und intensiven Schälkuren oder bei photoallergischen Hautreaktionen nach bestimmten Medikamenteneinnahmen.

Nachdenkenswert ist die Tatsache, daß trotz Verwendung von Sonnenschutzmitteln die Rate der Sonnenallergien steigt. Denn: Viel wichtiger als die Frage nach der Höhe des Lichtschutzfaktors ist die Gesamtqualität eines Sonnenschutzpräparates. Es lohnt sich die Mühe, die Deklarationsangaben auf den Packungen zu lesen und sie sich gegebenenfalls von einer Fachkraft «übersetzen» zu lassen.

Qualitätskriterien für Sonnenschutzpäparate

Die Kriterien für die Gesamtqualität des Sonnenschutzpräparats sind:

- Welche Fettgrundlage und welcher Emulgator wurden verwendet?
- Sind Konservierungs-, Farb-, Duft-, Wirkstoffe enthalten?
- Sind diese Inhaltsstoffe natürlichen oder synthetischen Ursprungs?

Einige wichtige Aspekte für die Qualitätsbeurteilung:

1. Mineralöle und ihre Abkömmlinge und viele synthetische Fette und Wachse dichten die Haut ab, das heißt, das natürliche Schwitzen wird behindert. Austretender Schweiß aber, der auf der Hautoberfläche verdunstet, kühlt die Haut und stellt mit der in ihm enthaltenen Urocaninsäure einen natürlichen Sonnenschutzfaktor dar. Das Nicht-Schwitzen-Können behindert den natürlichen Reinigungsvorgang über die Haut und kann zu einem Wärmestau in der Haut führen. Chemisch-synthetische Inhaltsstoffe, ob Konservierungs-, Duft-, Farb- oder Wirkstoffe,

können Reizwirkungen haben und stellen gerade bei Anwendung in der Sonne und auf erhitzter Haut ein mehr oder weniger großes Problem dar. Die Grundlage eines guten Sonnenschutzpräparates sollte aus pflanzlichen Rohstoffen (Ölen, Fetten, Wachsen, Kräuterauszügen) bestehen, die neben der pflegenden Wirkung auch einen natürlichen Sonnenschutz bieten. Eine verantwortungsbewußt ausgewählte, möglichst kleine Menge einer synthetischen Filtersubstanz soll die Lichtschutzwirkung ausreichend absichern. Weitere chemisch-synthetische Zusätze sollten nicht enthalten sein – und dies nicht nur der Haut zuliebe, sondern auch im Hinblick auf die Wasserbelastung in Seen und Schwimmbädern. Alle diese Vorzüge findet man in der Weleda Sonnenschutzcreme (LSF 8).

2. Anstelle von synthetischen Lichtschutzfiltern werden häufig mineralische Pigmente in Produkte eingearbeitet, meistens Zinkoxid oder Titandioxid. Je nach Partikelgröße unterscheidet man makronisierte und mikronisierte Pigmente. Die Verwendung von Titandioxid scheidet bei einigen Naturkosmetik-Herstellern aus, da die bei seiner Produktion anfallenden Abfallstoffe außerordentlich problematisch sind (Dünnsäure-Verklappung). Ein neueres Gewinnungsverfahren scheint akzeptabler zu sein.

   Titandioxid, das intensivste und am besten deckende Weißpigment, hat in vielen Bereichen, von der Farben- und Lackindustrie bis in die Nahrungsmittelbranche, Einzug gehalten. Es ist ungiftig. Denoch bleiben Restfragen, da es nicht in lebendigen Organismen vorkommt. Der Einsatz von Titandioxid in einer Naturkosmetik-Rezeptur ist also eine Frage des Standpunkts. Einige Firmen haben sich dafür entschieden, andere dagegen.

Gleiches gilt für ein weiteres Problem: die mikronisierten Pigmente. Hier werden die Partikel so klein gemacht, daß sie die natürliche Hautbarriere durchwandern können. Hierdurch entsteht tatsächlich in den obersten Bereichen der Epidermis durch Anlagerung eine Schutzschicht, die UV-, auch UV-A-Strahlen zurückreflektiert. Bis heute ist jedoch noch nicht klar, wie diese Substanz, die sozusagen „gesetzwidrig“ in die Haut einge-

schleust wurde, abgebaut und verstoffwechselt werden kann: Lagert sie sich eventuell in Zellen ein oder an, und führt dies zu Spätschäden? Oder wird sie mit der normalen Zellabschilferung wieder ausgeschieden?
Empfehlenswert dagegen ist ein Präparat (LSF 4) auf der Basis von pflanzlichen Rohstoffen mit einem Anteil an makronisiertem Zinkoxid (Weleda Babycreme – die Verwendung dieser abdeckenden Windelcreme als leichter Sonnenschutzcreme beruht auf eigener Erfahrung der Autorin und ist keine Firmenempfehlung) oder mit Tonerde und Kieselsäure (Weleda Kindercreme). Hier bleibt die schützende Schicht *auf* der Hautoberfläche. Den anfangs feinen weißlichen Film (Babycreme) wird man sicher akzeptieren können. Weitere Möglichkeiten siehe im Abschnitt «Sonne und Kleinkinder» (siehe unten).

Besonderer Hinweis für die Anwendung der Weleda Sonnenschutzcreme:

- Im Gesicht: Vorbereitung der Haut mit Iris-Feuchtigkeitscreme oder Iris-Tagescreme. Bei sehr empfindlicher gereizter Haut oder beim Wintersport Mandel-Gesichtsöl dünn auftragen.
- Am Körper: Vorbereitung der Haut mit einem pflanzlichen Hautöl (Weleda Calendula-Hautöl, Wildrosenöl, Citrus-Mandelöl oder Massageöl mit Arnika), Körperöle von Wala oder Tautropfen.
- Anschließend etwas Sonnenschutzcreme in den Handinnenflächen verreiben und partienweise auf den Körper bzw. das Gesicht auftragen.

Sonne und Kleinkinder

Besonders schutzbedürftige Haut: langsame Anpassung

Mit äußerster Sorgfalt muß vor allem die zarte Haut des Säuglings und Kleinkindes bis ins Schulalter geschützt werden. Dies betrifft sowohl die genau einzuhaltende erlaubte Zeit des Sonnenbades als auch die beständig durchzuführenden Hautschutzmaßnahmen. Der bedeutende anthroposophische Kinderarzt Dr. med. Wilhelm zur Linden gibt in seinem Buch *Geburt und Kindheit* (siehe Literaturverzeichnis) zum Thema Sonnenbad wertvolle Hinweise. Er plädiert dafür, Säuglinge nicht zu früh an die Sonne zu bringen. In den ersten sechs Lebenswochen stellt man das Säuglingsbettchen zunächst ins gut durchlüftete Zimmer, an warmen Tagen ans geöffnete Fenster (das Köpfchen muß dabei vor Wind und Sonne geschützt werden), aber schon 1 Meter davon entfernt hört die Lichtwirkung auf.

Der Wert eines Betthimmels aus rosarotem bzw. pfirsichblütfarbenem Schleier ist u. a. auch darin zu sehen, daß man darunter dem Kind wesentlich mehr Sonnenlicht zukommen lassen kann.

Nach dieser langsamen Anpassung an Licht, Luft und Sonne kann das Kindchen in seinem Bett, gut eingehüllt, auch viele Stunden am Tag auf den Balkon oder in den Garten gestellt werden. Ist das Kind 3 bis 4 Monate alt, darf es an warmen Tagen auch einige Minuten nackt in die Sonne gelegt und von allen Seiten beschienen werden (Kopf schützen, eventuell Sonnenschirm aufstellen und Weleda Sonnenschutz auf die Haut auftragen). Man steigert die Dauer auf höchstens 10 bis 15 Minuten.

Die Haut von Säuglingen und Kleinkindern bis zu drei Jahren schützt man am besten mit Weleda Babycreme (siehe S. 109) bzw. Weleda Kindercreme (LSF 4). Sinnvoll ist eine vorangegangene Ganzkörpereinreibung mit Calendula Kinderöl.

Ein höherer Lichtschutzfaktor verführt nur zu längerem Aufenthalt in der Sonne und ist unter der vermehrt auftretenden Ozonbelastung nicht mehr zu vertreten. Durch die Zerstörung der schützenden Ozonschicht der Erde können die UV-Strahlen viel schneller und intensiver in die Erdatmosphäre eindringen und werden zur Dauerbelastung für die Haut, insbesondere für die noch nicht vollständig ausgebildete Schutzschicht der Kinderhaut.

Für Ausnahmefälle

Da drängt sich natürlich die Frage auf: Was können Eltern dennoch tun, wenn ein längerer Aufenthalt der Kinder in der Sonne nicht zu vermeiden ist? In diesem Fall ist ein absolut vertretbares Präparat Dr. Hauschka Sonnencreme für Kinder mit LSF 22. Der hohe Lichtschutzfaktor ist allerdings nur erreichbar durch die Verwendung von mikronisierten Titandioxidpigmenten.

Nach einem Sonnentag – Après-Pflege

Nach einer sanften Gesichts- und Körperreinigung (möglichst ohne Schaumstoffe und intensive Seifenanwendung, stattdessen zum Beispiel nur etwas Lavendel-Bademilch in das Waschwasser geben) und behutsamem Trockentupfen folgt die «Entspannungs»-Pflege für die Haut.

«Entspannungspflege» für die Haut

Eine Reihe wirksamer Präparate steht zur Verfügung: Gespannte, gereizte Haut reagiert gut auf zarte Ölanwendungen, zum Beispiel Calendula Hautöl, Wildrosenöl, im Gesicht Mandel-Gesichtsöl; gerötete, übermäßig erwärmte Haut läßt sich gut mit Citrus-Hautgel oder Wildrosen-Pflegemilch von Weleda kühlen und besänftigen – für die Gesichtshaut wird die Iris-Feuchtigkeitscreme die angestrebte Wirkung erbringen. Kühlende Frische vermittelt auch die natürliche Komposition mit Auszügen aus Quittensamen und Wundklee in Dr. Hauschka After Sun Lotion.

Sonnenbrand

Wenn es trotz aller Vorsichts- und Vorsorgemaßnahmen zu einer Verbrennung bestimmter Hautbereiche kam, ist es ratsam, zu einem speziellen Arzneimittel zu greifen, das in jeder Haus- und Reiseapotheke vorrätig sein sollte: Weleda Combudoron flüssig eignet sich für kühlende Feuchtumschläge und Combudoron Gelee für kleinflächige Schäden (beide apothekenpflichtig, aber freiverkäuflich). Weitere Informationen über die Apotheke oder den «Ratgeber für die Hausapotheke» von Weleda. – Auch Heilerde-Packungen und Quarkauflagen sind für die Erstbehandlung zu empfehlen.

Im Überblick: Sonnenschutz

Der lebenspendenden Kraft der Sonne stehen negative Auswirkungen des Sonnenlichts auf die Haut des Menschen gegenüber. Davor muß die Haut geschützt werden. Der weitaus größte Teil der kosmischen Strahlung, also auch der Sonnenstrahlen, wird von der Erdatmosphäre abgehalten. Neben der erwärmenden Infrarot-Strahlung erreichen uns die verschiedenen ultravioletten Strahlen, die viele lebensnotwendige Prozesse anregen, zum Beispiel die Produktion von Pro-Vitamin-D, der Vorstufe von Vitamin D, das für die gesunde Knochenbildung unverzichtbar ist. Zu starke UV-Bestrahlung ist dagegen gefährlich für die Haut, die Fähigkeit zur Pigmentbildung (normale Bräunung) wird überstrapaziert. Es kommt zum «Sonnenbrand», wie der Name besagt eine Verbrennungsverletzung der Haut, die auf viele Sonnenbrände mit bösartigen Melanomen (Hauttumoren) reagieren kann. Diagnose: Hautkrebs. Tendenz weltweit: steigend.

Die nötigen Schutzmaßnahmen sind langsame Gewöhnung an die Sonne, dosierte Sonnenbäder, Verwendung von Sonnenschutzpräparaten, die wirklich dem Schutz und nicht dem schnelleren Bräunen dienen sollen.

Besonders schutzbedürftig sind Menschen mit heller Haut und hellen Haaren und Kleinkinder. Jeder Sonnenbrand im Kleinkindalter erhöht überproportional das Hautkrebsrisiko. Naturkosmetik stellt nicht nur Präparate für die Hautpflege vor dem Sonnenbad, sondern auch Après-Pflegemittel zur Verfügung. Selbst wenn es doch zum Sonnenbrand gekommen ist, kann zum Beispiel der Haut mit Weldeda Combudoron-Präparaten schnell und wirksam geholfen werden.

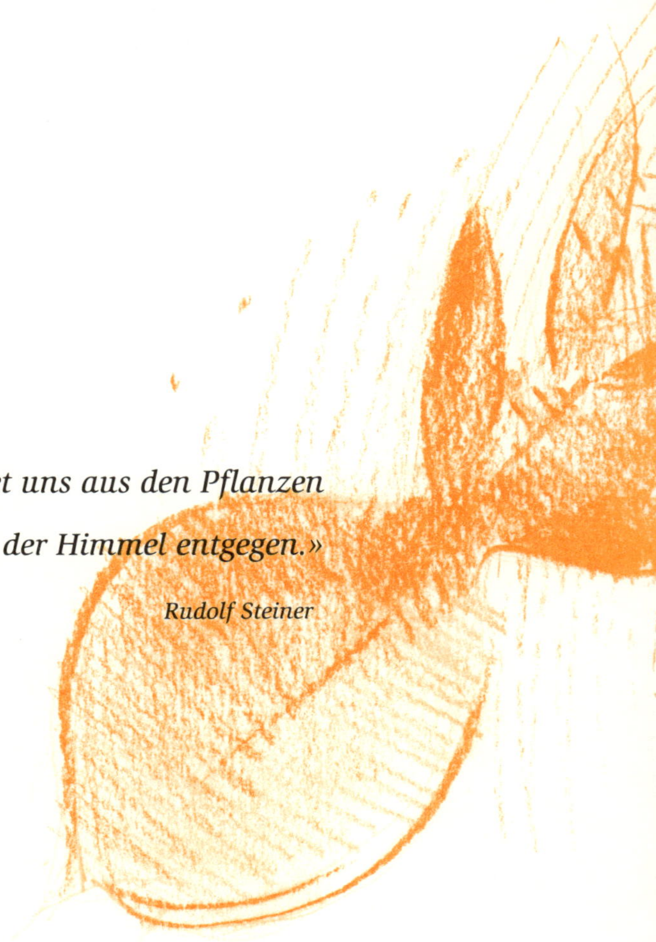

«Und so duftet uns aus den Pflanzen
in Wirklichkeit der Himmel entgegen.»

Rudolf Steiner

Duftwelten

Düfte sind allgegenwärtig. Schon sehr früh in der Geschichte war es den Menschen ein Bedürfnis, die reinen, flüchtigen Duftstoffe einzufangen, die von Pflanzen ausgehen. Die erste Blume, deren Duft extrahiert wurde, war vermutlich die Rose. Der arabische Arzt Avicenna erfand im 10. Jahrhundert die Destillation und eröffnete damit den Weg in eine neue Duftkultur. Neben pflanzlichen Grundstoffen wurden auch tierische Sekrete, zum Beispiel vom Moschushirschen, verwendet und pur oder gemischt zu Duftwässern verarbeitet.

Im Zeitalter der Industrialisierung haben aber die billiger zu produzierenden synthetischen Duftstoffe den Markt erobert. Eine neue Erziehung zur Sinneswahrnehmung ist angesagt.

Synthetische Düfte überall

Die Vorlieben oder Abneigungen zu einer bestimmten Duftrichtung sind von jeher starken Strömungen unterworfen; sie sprechen die Sprache des Zeitgeistes. Erst in der zweiten Hälfte des 19. Jahrhunderts tauchten die viel preiswerteren synthetischen Duftstoffe auf und eroberten schrittweise den Markt. Heute besteht fast eine ausschließliche Konzentration auf Chemieprodukte.

Parfums sind «Kunst»werke im doppelten Sinne: Kreativ *künstlerische* Parfumeurs schaffen *künstliche* Duftstoffe. Letztere sind so genial den natürlichen Düften nachgebildet – naturidentisch, wie man das heute nennt –, daß sie von diesen fast nicht mehr unterschieden werden können. Eine Duftsynthese riecht dann wie Jasmin, wie Flieder, wie Vanille, wie Moschus, aber eben nur *wie!* Alle Bausteine sind zur Hand – «fehlt leider! nur das geistige Band».

Gerüche bilden Erinnerung

Die Nase des Menschen als mehr oder weniger geschultes Riechorgan ist eine Prüfinstanz für feinstoffliche Substanzen, die von der Außenwelt in die Innenwelt aufgenommen werden sollen. Wie bei keinem anderen Sinnesorgan des Menschen folgt der Außenwahrnehmung der unmittelbare innere «Eindruck» (über Riechnerven in das Riechzentrum im Schläfenlappen des Großhirns). Der Eindruck ist seelisch prägend. Duft- und Geruchswahrnehmung wird Erinnerung (man erinnert sich, wie es bei der Großmutter roch, wenn sie Apfelstrudel buk) und stimmt den Menschen positiv oder negativ.

Manipulation durch Duftpsychologie

Ein ganzer Industriezweig macht sich diese Erkenntnis zunutze, Verkaufs- und Marketingstrategien arbeiten auf dieser Grundlage, eine Duft-Psychologie hat sich entwickelt. Das Problem dabei ist nur, daß das Unbewußte im Menschen manipuliert wird. Zum Beispiel können durch bestimmte Duftstoffe, die unterschwellig wahrgenommen werden, Kaufwünsche geweckt oder Emotionen geschürt werden. Wann wird es den Wecker geben, der beim Klingeln frisch gebackenen Brötchenduft verströmen läßt? Eine Scheinwelt begegnet uns. Woran sollen wir uns erinnern?

Erziehung zur Sinneswahrnehmung

Die Sinneswahrnehmung wird überreizt und stumpft ab, auch das ist erlebbar! Natürliche, reine Gerüche werden abgelehnt, künstliche bevorzugt – das ist das Testergebnis bei einigen Schülern. Beschreibt man dann die jeweiligen Pflanzen in ihrem Aussehen, ihren botanischen Besonderheiten und Heilwirkungen, baut sich eine Beziehung auf, und erst dann wird der natürliche Duft wieder akzeptiert. Da haben wir Eltern doch noch einige «Hausaufgaben» zu machen! Achtet man darauf, welche Gerüche das heranwachsende Kind umgeben, woran es seine Geruchsorientierung findet?

Duftprofile in der Produktwelt

Riechen wir überhaupt noch, welche Gegenstände, mit denen wir täglich umgehen, künstlich parfümiert sind? Das sind – von den Kosmetikprodukten einmal abgesehen, die zu circa 95 Prozent künstliche Duftstoffe enthalten – alle Putz-, Reinigungs- und Pflegemittel für Haus und Hobby, auch die Produkte der Automobil- und Bekleidungsbranche, der Nahrungsmittel- und Arzneimittelindustrie. Alle haben ihr Duftprofil! Manches riecht so penetrant, daß wir den Atem anhalten.

Synthetische Duftmoleküle in der Muttermilch

Eine andere Seite der synthetischen Duftwelt ist noch viel mehr in die Kritik geraten: Wissenschaftler fanden im Fleisch von Regenbogenforellen, Mainfischen und Nordsee-Muscheln Spuren von umweltgefährlichen Moschusverbindungen (synthetisches Moschus). In der Zeitschrift *Der Spiegel* wird im August 1995 berichtet, daß «weltweit Jahr für Jahr mehr als 100.000 Tonnen Synthesemoschus produziert werden». Diese Duftmoleküle aus Wasch- und Weichspülmitteln, Duschpräparaten, Shampoos, Körperlotionen etc. gelangen über das Abwasser in die Flüsse und über die Wassertiere in die Nahrungskette. Die verdächtigen Moleküle hat man bereits in der Muttermilch gefunden.

Wie geht man mit der künstlichen Duftwelt um?

Bekannt geworden sind auch allergische Reaktionen. Verwenderinnen von handelsüblichen Parfums klagen über Kopfschmerzen, Appetitlosigkeit, gereizte Schleimhäute und sogar Atembeschwerden. Betroffen sind auch häufig die unfreiwilligen «Mitnutzer», «Mitriecher». Die Warnungen von Ärzten und Wissenschaftlern häufen sich. Aber: Niemand muß sich Gewissensbisse machen, wenn er ein Produkt, ein Parfum liebt, das eine synthetische Beduftung hat. Es kommt auf den bewußten Umgang damit an. Ein Tröpfchen Lieblingsparfum zur richtigen Gelegenheit wird keine Umweltschäden verursachen.

Übrigens: Erst auf der Haut mit ihrer ganz individuellen Perspiration (Eigenduft) entwickelt sich der endgültige Duftakkord. Damit er «rein» klingt, sind diese Feinheiten im Umgang mit Duftstoffen zu beachten.

Der beste Weg ist sicherlich, die eigenen Verbrauchsgewohnheiten zu überprüfen. Zu den meisten künstlich parfümierten Gebrauchsgegenständen gibt es Alternativen, die mit natürlichen Stoffen, echten ätherischen Ölen beduftet werden oder duftneutral sind.

Die Alternative: der exquisite Duft der ätherischen Öle

Ein kleines Sortiment an Naturparfums und -duftwässern ist im Naturkostfachhandel, in Drogerien, im Reformhaus und bei Naturpflege-Versand B & W erhältlich, zum Beispiel

- Weleda Kölnisch Wasser, frisch, leicht, belebend (Flacon und Taschenspray)
- Weleda Lavendelwasser, klärend, entspannend (Flacon und Taschenspray)
- Primavera Life «Duftgalerie»
- Dr. Hauschka Rose Myrrhe Narde Eau de Parfum.

Anregungen für eigene Duftkreationen sind in Sachbüchern zu finden (siehe Literaturhinweise: Stephanie Faber, Susanne Fischer-Rizzi, Fred Wollner).

Welche Rolle spielt der Duft beim Kauf von Körperpflegemitteln?

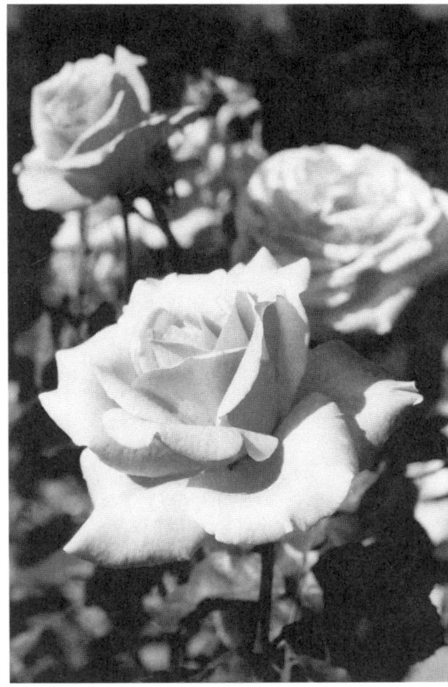

Abb. 15: Rosenblüte

Ob Duschgel, Körperlotion, Deo – ausgewählt wird oft in erster Linie nach dem Duft. Doch der Duft (fast immer künstlicher Herkunft) besagt wirklich nichts darüber, welche pflegenden Vorzüge ein Präparat hat. Um es ganz drastisch zu sagen: parfümiertes Duschgel, parfümierte Körperlotion, großflächig, meist täglich und am ganzen Körper angewendet, sind eine Belastung für die Haut! Die seelische Wirkung – auch auf die Mitmenschen – ist dabei noch nicht berücksichtigt.

Der Duft in Körperpflegepräparaten aus anthroposophischer Sicht

Seit ihrem Bestehen gehört es zu den vielseitigen Bemühungen von Weleda und Wala, ihre Produkte so weit wie möglich den menschlichen Bedürfnissen anzunähern, sie menschengemäß zu gestalten. Das betrifft sowohl die Produktentwicklung als auch die innere und äußere Qualität der verwendeten Rohstoffe und gilt gleichermaßen für die Herstellung von Arzneimitteln und pflegenden Präparaten.

Ein wesentliches Anliegen ist dabei die Frage des Duftes. Deshalb werden ausschließlich echte ätherische Öle, als Einzelsubstanz oder als Duftmischung, in die Präparate eingearbeitet.

Echte ätherische Öle

Das Edelste, das am höchsten Verfeinerte, was die Pflanze hervorzubringen imstande ist, sind die ätherischen Öle. Duft verströmend streben sie dem Kosmos entgegen, verflüchtigen sich mit der Wärme und sind Träger von Heilqualitäten. Doch nur die unverfälschten, echten ätherischen Öle vermitteln heilende Kräfte. Wenn man gepanschte, verschnittene Minderqualitäten ausscheiden will, sind sehr aufwendige Untersuchungen unumgänglich.

Die Weleda kann in ihrer eigenen, sehr gut ausgestatteten Analytikabteilung mit Gaschromatographen und dem Massenspektrometer die Analyse selbst durchführen.

Ein weiteres Kriterium ist, daß auf Fixateure, animalische wie synthetische, grundsätzlich verzichtet wird, auch wenn dadurch eine längere Haftung des Duftstoffes erreicht werden könnte.

Freilassend, dezent zurückhaltend, wohltuend und die Ich-Organisation ansprechend, sollen die Düfte dem Menschen begegnen, wenn er seinen Körper pflegt. Eine gesunde physische Grundlage ist die Basis dafür, daß das Seelisch-Geistige des Menschen sich richtig eingliedern kann.

Wenn der Körperduft «anrüchig» wird

Die großen Schweißdrüsen

Das Thema «Schweiß» wird erst um das elfte bis dreizehnte Lebensjahr aktuell: Mit der beginnenden Pubertät entwickeln sich die großen (apokrinen) Schweißdrüsen, deren Tätigkeit von den Geschlechtsdrüsen abhängig ist. Ihre Sekretion, die im Normalfall langsam und gleichmäßig erfolgt, enthält je nach Geschlecht und Rasse individuelle, charakteristische Duftstoffe; daher auch die Bezeichnung «Duftdrüsen». Zusammen mit der Sekretion der großen Talgdrüsen sind sie durch den Gehalt an flüchtigen Fettsäuren für den Hautgeruch verantwortlich.

Während für Tiere die Ausscheidung der Duftdrüsen elementare Bedeutung hat (Identifizierung, Markierung), spielt sie für den Menschen in dieser Beziehung eine eher untergeordnete Rolle. Zunächst ist der austretende Schweiß nahezu steril und fast geruchlos. Erst durch bakterielle Zersetzung entsteht Buttersäure und aufgrund individueller Prägung der typische und meist unangenehme Schweißgeruch.

Die kleinen Schweißdrüsen

Anders verhält es sich mit den kleinen (ekkrinen) Schweißdrüsen, von denen wir pro Quadratzentimeter Haut etwa 100 besitzen! Mit ihnen scheiden wir pro Tag etwa 1 Liter Wasser mit ca. 1 Prozent festen Bestandteilen aus (anorganische Stoffe, Harnstoff, Harnsäure, auch körperfremde Stoffe und Giftstoffe zur Entlastung der Nieren). Wie wichtig eine reichliche Flüssigkeitszufuhr (durchschnittlich 2 Liter täglich) ist, wird hieraus verständlich.

Bei hohen Temperaturen und extremen körperlichen Belastungen kann sich die ausgeschwitzte Wassermenge bis auf 10 Liter steigern. In dieser Ausscheidungsfunktion der Haut liegt der gesundheitliche Wert des Schwitzens. (Die Vorzüge eines Sauna-Aufenthaltes sollten individuell geprüft werden.) Gleichzeitig wird damit die Temperaturregulation des Körpers gesteuert.

Die kleinen Schweißdrüsen, die die kühlenden Wasserperlen auf die Stirn treiben, sind nicht die Ursache für Körpergeruch. Dieser Schweiß ist bei seiner Entstehung geruchsfrei und bildet zusammen mit dem Hauttalg den Säureschutzmantel der Haut.

Kommt es zu verminderter oder vermehrter anormaler Schweißabsonderung, so ist ärztlicher Rat unumgänglich.

Die Ursache für störenden Körpergeruch liegt somit in der Ausscheidung der großen Schweißdrüsen vor allem in den Achselhöhlen. Ihnen widmet sich ein riesiger Markt von Deodorantien und Antitranspirantien (ca. 1 Milliarde DM wurde in der Bundesrepublik 1997 dafür ausgegeben) nach dem Motto: Bakterienfrei = geruchsfrei plus Duftstoffe = Wohlgeruch. So einfach dieses Konzept klingt, so schwierig ist es in der Umsetzung für ein echtes Naturkosmetikprodukt.

Die Gründe dafür sind:

- Um die Haut, zum Beispiel unter den Achseln, bakterienfrei zu machen, bedarf es eines bakterientötenden Wirkstoffes. Je länger der Zeitraum für «Achselfrische» angegeben wird, umso stärker muß der antibakterielle Zusatz sein. Es taucht dadurch das Problem der Unverträglichkeit auf, und was besonders gravierend ist: neben den unerwünschten Bakterien wird auch die gesunde Keimflora, die Hautflora, mit abgetötet oder so stark dezimiert, daß die Immuninstanz Haut nachhaltig geschwächt wird. Einige Bakteriengifte, wie Triclosan, sind in Verruf geraten, weil sie durch die Hornschicht in den Körper eindringen und die Leber schädigen.

- Außerordentlich problematisch sind einige der verwendeten Konservierungsmittel.
- Duftstoffe: In dem Abschnitt «Synthetische Düfte überall» (S. 116ff.) ist die Problematik der naturidentischen, damit künstlichen, Duftstoffe in Kosmetika beschrieben, die auch von den neuesten Untersuchungen von Öko-Test 98 «Verbotene Düfte» wieder bestätigt wird. Will man Schweißgeruch mit Parfumstoffen überdecken, muß deren Anteil in einem Deodorant besonders intensiv sein, und es wird ein Fixateur benötigt. Die Gefahr von Hautreizungen ist dann sehr hoch. Außerdem riecht der Schweiß in Kombination mit Parfum oftmals noch penetranter. Tatsache ist aber, daß die meisten Deos nach der Sympathie zu einem Duft ausgewählt werden.
- Bei *Antitranspirantien,* die schwach saure Aluminiumsalze enthalten, ist der Angriff auf die Haut noch größer. Zunächst hemmen sie wie Deodorantien das Bakterienwachstum, aber gleichzeitig verengen sie durch eine Veränderung der Eiweißverbindungen auf der Oberhaut – eine Art Gerbung – die Ausführungsgänge der Schweißdrüsen.

  Die Folge ist eine Verminderung der Schweißproduktion an den Kontaktstellen und auch der Schwitzflecken an der Kleidung. Der Preis dafür ist ein nicht abfließen könnender Schweiß, der sich in den geschädigten Drüsen staut und nach anderen Wegen der Befreiung suchen muß. Häufig führen diese Schweiß-hemmer zu Entzündungen und einer lang anhaltenden Empfindlichkeit der Achselhaut. Zu bedenken ist vor allem die unmittelbare Nähe der Achsel zu den Lymphgängen und zu den Brustdrüsen. Stillende Mütter sollten dies besonders beachten! Anders ausgedrückt: Antitranspirantien schwächen die ätherischen Kräfte der Haut und der Drüsentätigkeit.

Das konventionelle Marktangebot zeigt einen fließenden Übergang von Deodorantien zu Antitranspirantien. Es lohnt sich, die

Inhaltsangaben genau zu lesen – zum Teil nur mit Lupe möglich – und nicht deklarierte Produkte grundsätzlich nicht zu verwenden.

Wie kann man Körpergeruch vermeiden?

Gesunde Grunddisposition

Zunächst ist eine *gesunde Grunddisposition* die beste Voraussetzung. Viele organische Erkrankungen kann man sozusagen riechen.

Pflege des «Nervenkostüms»

Das zweite ist eine *Pflege des «Nervenkostüms»*. Da die Transpiration von einer Erregung der Nerven abhängig ist, die durch verschiedene Einflüsse gesteuert wird, wie zum Beispiel seelische Ereignisse, Körperwärme, Füllung der Blutgefäße, Arzneimittel etc., bieten sich hier Ansatzmöglichkeiten an.

1. Negative Streßfaktoren ausschalten, wann immer es möglich ist (laute Musik, Dauerberieselung durch Medien, Actionfilme usw.) und Ruhe und Entspannung bewußt suchen: Spaziergänge in der Natur, Augenblicke innerer Stille, künstlerische Betätigung, Eurythmie (die schönste Art, um Körper und Seele in Einklang zu bringen, Kursangebote an Waldorfschulen).
2. Diätetische, medizinisch-therapeutische Hilfen:
   Schlehen-Elixier, Schlehen-Ursaft von Weleda
   Rosen-Elixier von Dr. Hauschka
   Avena Sativa (Weleda, apothekenpflichtig)
   Melissenblättertee, Zitronenmelissentee
   Sano Nerven- und Schlaftee und Goldmelissentee von Klosterlaboratorium Lorch
   Baldriansaft – Johanniskrautsaft – Hafersaft (Frischpflanzen-Preßsäfte von Schoenenberger).
3. Voll- oder Sitzbad mit Lavendel-Bademilch (Weleda)
   Lavendelbad-Konzentrat (Dr. Hauschka)
   Schlehenbad (Weleda, apothekenpflichtig).

Kleidung

Schweißgeruch verstärkt sich häufig durch die Verbindung mit textilen Fasern. Dies ist besonders bei Polyacryl, Polyamid, Nylon u. a. der Fall.

Auf luftige Kleidung aus atmungsaktiven Fasern achten (unbehandelte Schurwolle und Baumwolle, Seide und Mischungen daraus). Schweißblätter einnähen oder einkleben.

Hygiene und Vorbeugung

- Schonende und gründliche *Reinigung* der Haut (dabei natürlichen Hautschutz so weit wie möglich erhalten), gut abtrocknen.
- Achselhöhle zwischendurch mit feuchtem Tuch, angefeuchtetem Wattebausch oder Weleda-Erfrischungstücher frisch reinigen. Bei starker Geruchsentwicklung mit der milden Calendula Pflanzenseife (Weleda) waschen.
- Deo-Präparate mit natürlichen Wirkstoffen verwenden. Diese milden Deos behindern das Wachstum der Bakterien, dadurch wird die Geruchsentwicklung für einige Zeit hinausgezögert. Im Naturkosthandel, in Drogerien und im Reformhaus sind diese Deos von den Firmen Lavera (Deobalsam und Deo herb), Logona (Aloe-Agrumes, Deo-Roll), Speick (Spray und Stift), Extrakta (Deo-Reform-Spray), Dr. Hauschka (Rosenblüten Deomilch und Salbei Deomilch), Weleda (Deodorant und Citrus Deodorant im Pumpzerstäuber, Taschenspray und Nachfüllflasche) erhältlich.
- Meist auf der Basis von Alkohol mit ätherischen Ölen, unter anderem von Minze, Gewürznelke, Thymian, Salbei, Lindenblüten, vermitteln sie das Gefühl von Frische und Sicherheit. Von den Sprays genügen zwei Pumpstöße unter jede Achsel, im Abstand von 20 cm aufgesprüht.

Für die Kosmetik-Hobbyküche

Kamillen-Deodorant nach Stephanie Faber

Zutaten: *40 g Hamameliswasser, 40 g Pfefferminzwasser oder Krauseminzwasser, 20 g Kamillen-Tinktur, 1 g Alaun (kleine Prise)*

Zubereitung: *Etwas Hamameliswasser erwärmen und das Alaunpulver darin auflösen. Danach alle Flüssigkeiten zusammenschütten, klarfiltern und in eine Flasche mit Zerstäuber abfüllen.*

- *Deo-Kristalle:* Wie aus einem jahrtausende alten Schlaf sind sie wieder zum «Leben» erweckt worden, die Alaunsteine. Sie werden gezüchtet aus kristalliner, schwefelsaurer Kalium-Tonerde (Kalium-Aluminium-Sulfat). In Verbindung mit Wasser entsteht eine schwache Säure, die desodoriert. Die Schweißporen werden verengt, und es kommt zu einer Reduzierung des Schwitzens. Für die tägliche Anwendung sind sie deshalb nicht anzuraten; einer gezielten Verwendung bei besonderer Beanspruchung steht nichts im Wege.
- *Für besonders empfindliche Achselhöhlen,* auch zur Erholung der Haut nach allergischen Reaktionen auf Deodorantien: Ein vielfach erprobtes, wenn auch «zweckentfremdet» angewandtes Hilfsmittel ist der *Weleda Fußbalsam.* Genau betrachtet liegen die Präparateigenschaften auch für diese Verwendung auf der Hand: mit Auszügen aus Myrrhe und Calendula hat die schwach fettende Creme eine leichte feuchtigkeitsregulierende Wirkung.
- Zusätzlich zum Fußbalsam oder auch separat kann der *Dr. Hauschka Seidenpuder* oder *Weleda Calendula Kinderpuder* hauchdünn unter die Achsel gegeben werden. Dazu etwas Puder in die hohle Hand geben und unter die Achsel klopfen oder mit etwas Watte, einer Puderquaste oder einem Pinsel Puder aufnehmen und auftragen.

  In der die Feuchtigkeit aufsaugenden Pudergrundlage (Dr. Hauschka: pulverisierte Reinseide – Weleda: mineralische Bestandteile) befindet sich beim Weleda Calendula Kinderpuder das adstringierende und entzündungshemmende Zinkoxid und zur Stärkung der durch Feuchtigkeit gequollenen Haut ein Birkenrindenauszug; Blütenauszüge aus Kamille und Calendula heilen und beruhigen.

Diese beiden Puder und der Fußbalsam eignen sich auch sehr gut für den Genitalbereich, wenn sich zum Beispiel in der Leistenbeuge viel Feuchtigkeit bildet.

Im Überblick: Duftwelten

Düfte und Gerüche prägen unsere Erinnerung. Die Geruchswelt, in der ein Kind aufwächst, hat eine Auswirkung auf seine seelische Entwicklung. Diesem Umstand sollte Rechnung getragen werden: Ein Kind braucht eine Geruchsorientierung. Synthetische Duftstoffe sind in jeder raffinierten Duftnote erhältlich. Und sie sind in einer ständig wachsenden Zahl nichtkosmetischer Produkte verbreitet. Die Alternative: natürliche Duftstoffe. In ihrer reinsten und intensivsten Form sind diese in den ätherischen Ölen anzutreffen.

Gegen den Eigenduft, den Schweißgeruch, gibt es einige nichtkosmetische Mittel, wie eine gesunde Grunddisposition und die Pflege des eigenen «Nervenkostüms». Wenn Duftstoffe in Deodorantien gewünscht werden, ist es wichtig, auf die Verträglichkeit der Produkte zu achten. Mit solchen der Naturkosmetik gibt es in der Regel keine Probleme.

«Es ist der Geist,

der sich den Körper baut.»

Friedrich Schiller (Wallensteins Tod, 3,13)

Handpflege

Wie wir die Welt be-greifen, be-handeln wir sie auch. Bis in die äußerste Peripherie unseres Körpers sind wir geprägt vom Ich. Unser Innerstes zeigt sich vor allem in den Hautpartien der Hand und des Gesichtes. Die feine Durchdifferenzierung des Liniensystems von Handinnenflächen und Fingerkuppen trägt die Merkmale der Ich-Organisation. So genügt ein Fingerabdruck, um einen Menschen unter Millionen untrüglich zu identifizieren (Daktyloskopie).

Mit den Händen verändern wir die Welt im Positiven wie im Negativen. Philosophen haben sie die «Werkzeuge des Denkens» genannt. Hände pflegen den Menschen und alle Kreatur, sie schaffen Vertrauen und Harmonie, Hände heilen und strafen. Das Mysterium heilender Hände gehört zu den ursprünglichsten Heilverfahren in einer Zeit, als Arzt und Priester noch in einer Person vereint waren. Hände sprechen ihre eigene Sprache, sie verraten etwas über unser Wesen, sie sind Ausdruck unserer Persönlichkeit.

Handpflege früher

In der Antike

Pflege ließen die Menschen schon seit alters her den Händen zuteil werden. In den Grabbeigaben des alten Ägyptens fand man Spezialwerkzeuge zur Hand- und Nagelpflege. Mit einer Art Nagellack in verschiedenen Rotnuancen aus Henna wurden Nägel und selbst die Hände gefärbt; natürlich nur von Personen mit Rang und Namen in der Gesellschaft.

Weises Denken und lange Nägel galten im alten China als synonym. Die alten Griechen bevorzugten Naturnägel, das Färben der Nägel mit hellen Farben entwickelte sich erst im 5. Jahrhundert.

Das Mittelalter bescherte den Nägeln in Bezug auf Form und Aussehen viele abergläubische Gedanken um Zukunftsdeutung und Hexenwesen.

Neuzeitliches Idealbild von Hand und Nägel

Erst Ende des 18. Jahrhunderts formulierte man die Idealvorstellung, wie eine schön geformte Hand und die Nägel aussehen sollten: Danach ist die Hand schlank und schmal, hat zartknochige Gelenke und Finger, die zur Spitze hin schlanker werden. Die im reinen Oval geschnittenen, mit rosigem Schimmer angehauchten Nägel kontrastieren in edelster Weise mit dem mattglänzenden Elfenbeinweiß der Hand.

Hundert Jahre später modernisierte und komplettierte sich die Ausstattung zur Nagelpflege, und luxuriös gestaltete Maniküre-Etuis, mit Samt und Seide ausgelegt, die Instrumente zum Teil mit Gold verarbeitet, waren der Stolz jeder Frau; etwas schlichter, sachlicher gestaltet, gab es bald auch spezielle Sets für den Herrn.

Handpflege heute

Eine repräsentative Umfrage der Gesellschaft für Rationelle Psychologie unter fast 4000 Frauen und Männern ergab, daß 90 Prozent der Frauen und circa 80 Prozent der Männer gepflegte Hände als eine sehr wichtige und persönliche «Visitenkarte» bezeichnen. Dafür greifen etwa 90 Prozent der Frauen und immerhin 67 Prozent der Männer zu Pflegecremes. Überwiegend wird die Maniküre selbst durchgeführt.

1. Gebot: Die Reinigung

Wasser und Seife sind für die klassische Reinigung unentbehrlich und ganz selbstverständlich. Doch schon an dieser Stelle gibt es große Qualitätsunterschiede. Denn welche Seife wählt man aus? Oftmals findet man an stark frequentierten Waschbecken billigste Konsumseifen. Das Ergebnis ist entsprechend, denn die Benutzer klagen oft über trockene Hände und spröde Nägel. Die vielen chemischen Zusatzstoffe – von Anilin abspaltenden Farbstoffen, umweltschädigenden halogenorganischen Chemikalien über künstliche Emulgatoren wie Polyethylen-glykol-Derivate bis hin zu künstlichen Duftstoffen, optischen Aufhellern und ausgedientem Frittierfett – sind entbehrlich, wie einige Naturkosmetik-Hersteller beweisen.

Seifen ohne chemische Zusatzmittel schonen die Haut

Weleda kommt zum Beispiel ohne all diese Stoffe aus. Stattdessen werden reine Pflanzenöle verseift, Kräuterauszüge und echte ätherische Öle bereichern diese milden Seifen. Geht man mit Seifen sparsam um, ist eine schnelle Wiederherstellung des Hautsäureschutzmantels sichergestellt.

Bei häufigem Händewaschen

Für häufiges Händewaschen, zum Beispiel berufsbedingt, eignen sich besonders die

- Weleda Calendula-Pflanzenseife und die
- Weleda Iris-Pflanzenseife.

Diese beiden Seifen sind im Duft sehr dezent und deshalb beispielsweise im Küchenbereich gut geeignet. Wenn es etwas mehr Duft sein darf, erfreuen Rosmarin-Pflanzenseife (würzig-herb) und vor allem die edle Rosen-Pflanzenseife.
Außerdem empfehlenswert:

- Logona Honig-Ringelblumen-Seife
- Logona Kräuterseife

- Marseiller Olivenseifen-Block
- Provenzalische Seife Argile
- *Für Neurodermitiker:* Die Mandel-Reinigungsmilch von Weleda anstelle von Seife zum Händewaschen verwenden.
- *Für die Händereinigung unterwegs:* Weleda Erfrischungstücher ohne Alkohol reinigen sanft, beleben mit reinem Duft, kleben nicht.
- *Für die Reinigung stark verschmutzter Hände:* Sie sind mit Waschcremes aus dem Gesichtspflege-Sortiment leichter und vor allem schonender zu reinigen als mit Seife. Zum Beispiel: Gesichtswaschcreme von Dr. Hauschka in erbsengroßer Menge in den angefeuchteten Händen kräftig verreiben, gut abspülen; oder
  Lavera Gesichtspeeling (Anwendung wie oben); oder
  Tautropfen Lavaerde pur: etwas Pulver in der hohlen Hand mit wenig warmem Wasser zu einer cremigen Paste anrühren; oder
  Seesand mit und ohne Mandelkleie (gleiche Zubereitung wie bei Lavaerde).

Für den berufsbedingten Dauergebrauch von Seife (Gärtner, Landwirte, Mechaniker) kann folgendes Rezept zur Selbstherstellung Kosten sparen:

Heilende Handwäsche (nach Stephanie Faber)

Zutaten: je eine Tasse frisch geschroteter Leinsamen, Trockenmilchpulver, Grieß.
Zubereitung: Die drei Zutaten trocken in einer Schüssel vermengen und auf Vorrat in ein gut verschließbares Gefäß abfüllen.

Zu jeder Waschung etwas von der Mischung in der hohlen Hand mit warmem Wasser zu Brei verrühren und die Hände gründlich durchmassieren, abspülen.

Tip: Bei besonders intensiven Verschmutzungen kann obiger Mischung noch eine Tasse Vogelsand beigegeben werden.

Zusätzlich kann mit einem Bimsstein oder einer Handbürste oder einer abgeschnittenen Luffagurkenscheibe (Zellulose-Gerüst der Luffagurke) dem Schmutz in den Rillen und unter den Nägeln zu Leibe gerückt werden. Keinesfalls lösungsmittelhaltige Flüssigkeit (Benzin, Nitroverdünnung etc.) verwenden! Auch die «grüne Paste» in den Werkstätten ist mit Vorsicht «zu genießen»!

Waschstücke

Wie Seife aussehende «Waschstücke» sind keine Seifen, sondern Syndets; auch flüssige Waschlotionen (praktisch in Plastikflaschen mit Dosierpumpe) sind synthetisch hergestellte Tenside. Obwohl sie den Säureschutzmantel nicht angreifen, reduzieren sie den natürlichen Fett-Feuchtigkeitsgehalt der Haut deutlich.

Flüssigseifen

Echte Flüssigseifen werden meist aus Palm- oder Kokosöl hergestellt. Sie enthalten viel Wasser und deshalb in der Regel auch chemische Konservierungsstoffe. Da sie beim Händewaschen allzu leicht überdosiert werden, stellt sich das Trockenheitsgefühl schnell ein.

Verfärbungen

Verfärbungen lassen sich gut mit der Innenseite von Zitronenschalen lösen (die Zitronensäure adstringiert und festigt zusätzlich das Gewebe).

Hände abtrocknen nicht vergessen

Unabhängig vom gewählten Reinigungsmittel muß nach dem Klarspülen die Haut behutsam und sorgfältig abgetrocknet werden. Nicht unmittelbar danach ins Freie gehen und rechtzeitig wärmende, schützende Handschuhe anziehen (nicht erst bei Frost).

2. Gebot: Die vorbeugende, heilungsfördernde Creme-Pflege

Da die Hände häufiger Wasser- und Reinigungsmittelkontakt haben als andere Körperpartien, wird die Haut leichter rauh, gerötet, rissig, wund. Zusätzlich erschweren Kälte, Feuchtigkeit und trockene Heizungsluft im Winter, Wind und lange Sonnenbestrahlung im Sommer die natürlichen Regulationsmechanismen der Haut. Dies gilt in besonderem Maße für die Hände von Beschäftigten sogenannter Feuchtberufe. Die Alterung (Lichtalterung) wird an den Händen am deutlichsten sichtbar.

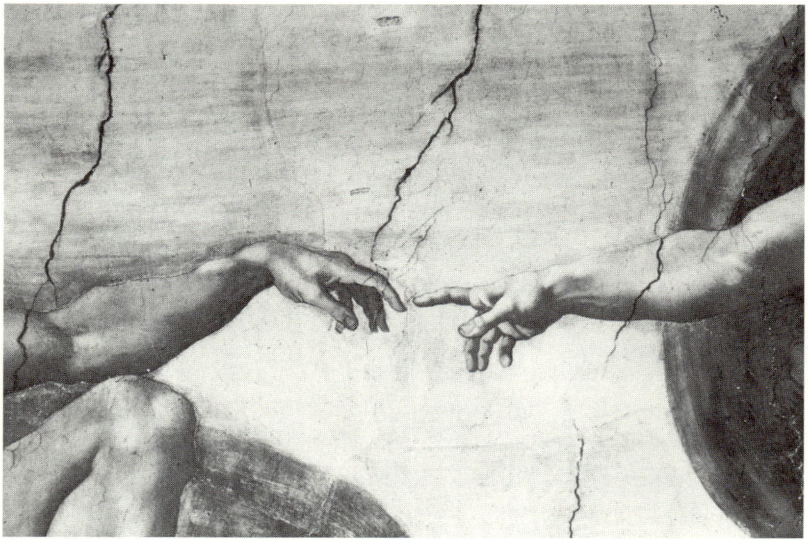

Abb. 16: Michelangelo: Die Erschaffung Adams. Rom, Sixtinische Kapelle

Um einem unangenehmen Hautgefühl, Dermatosen oder ekzematösen Hautveränderungen vorzubeugen, kommt einer aufmerksamen Pflege der stark beanspruchten Hände besondere Bedeutung zu. Man unterscheidet Hautschutz vor und nach der Arbeit.

Vor der Arbeit Hautschutz vor der Arbeit und bei Aufenthalt in feuchter rauher Luft, damit der Schmutz nicht so tief in die Poren eindringen kann und eine Lipid-(Fett-) Barriere aufgebaut wird:

- Sano Calendula-Balsam – Klosterlaboratorium Lorch
- Tautropfen Wintercreme
- Logona Hautschutzcreme
- Wind- und Wettercreme – B & W Naturpflege Fachversand

Silikon(öl), häufig in Hautschutzcremes enthalten, scheidet seiner chemischen Herkunft wegen für Naturkosmetik aus, ebenso das Erdölprodukt «Melkfett» (Ausnahme: Das desinfektionsmittelfreie Melkfett, zu beziehen über das Klosterlaboratorium Lorch, kann bei bestimmten Hautproblemen richtig sein).

Noch mehr als solche Spezialcremes bewahren Schutzhandschuhe die Hände vor negativen Außeneinwirkungen. Doch nur 7 Prozent der Männer können sich bei gröberen Arbeiten dazu entschließen, Handschuhe zu tragen; bei den Frauen sind es circa 60 Prozent. Das Tragen von Arbeitshandschuhen ist sicher gewöhnungsbedürftig, erspart aber manchen Kummer! Für das Aus- und Anziehen von Gummihandschuhen ist es eine große Hilfe, wenn diese innen mit etwas Puder ausgestäubt werden, auch wegen der Verträglichkeit des Materials (Weleda Calendula-Kinderpuder / Dr. Hauschka Seidenpuder).

Nach der Arbeit

Für die tägliche Hautpflege nach der Arbeit, nach jedem Händewaschen empfehlen sich folgende hervorragend pflegenden Cremes für die Hände:

Fettreich

- Dr. Hauschka-Handcreme
- Weleda Hautcreme und Citrus-Hautcreme, Calendula Kindercreme (unterstützt den Heilungsprozeß auch bei rauher, rissiger Haut)
- Weleda Coldcream
- Tautropfen Ringelblumen-Creme-Konzentrat
- Lavera-, Logona-Handcreme
- Weleda Mandel-Gesichtscreme, bei hochsensibler allergischer Hautdisposition
- Weleda Heilsalbe und Weleda Calendula-Salbe 10%, beide apothekenpflichtig (wenn die Haut an den Fingerspitzen und am Handrücken «aufspringt» und wund ist)

Jeweils eine kleine Cremememenge auf den Handrücken geben, beide aneinanderreiben, Restcreme dann in den Handinnenflächen einmassieren.

Pflegepräparate mit ungesättigten Fettsäuren bei Berufsdermatosen

- Nachtkerzenöl, kaltgepreßt, mit ca. 8 % Gamma-Linolensäure-Gehalt
- Borretsch-Samenöl, kaltgepreßt, mit ca. 23 % Gamma-Linolensäure-Gehalt.

Beide Öle sind in dieser Qualität von Firma Martina Gebhardt erhältlich.

Fettarm

- Weleda-Citrus-Hautgel
- Weleda Calendula-Babypflegemilch
- Weleda Wildrosen-Pflegemilch
- Dr. Hauschka Körpermilch (ohne Pumpaufsatz)
- Sano-Johannisöl-Balsam (ohne Pumpaufsatz)

Diese Präparate eignen sich zur schnellen, nicht nachfettenden Pflege zwischendurch. Sie sind nicht speziell als Handpflege ausgelobt, haben sich aber in der Praxis dafür erfolgreich bewährt. Die sofortige Entnahme einiger Tröpfchen ist z. T. mit einem aufgeschraubten Pumpzerstäuber möglich.

Fettfrei

- Weleda Irisgelee
  (neue Produktbezeichnung: Iris-Erfrischungsmaske)

Unter diesem Produktnamen erwartet man kein Handpflegepräparat. Doch dünn aufgetragen, ist es ein hervorragendes Pflegemittel mit feuchtigkeitsregulierender Wirkung – ideal für Menschen, die eine Handpflege benötigen, die nicht fettet (z.B. wenn viel mit Papier, Glas, Schmuck, Stoffen gearbeitet wird).

Wöchentliche Spezialpflege oder bei Bedarf

Eine der zu Anfang genannten *fettreichen* Hand-Hautcremes abends großzügig auftragen und Baumwollhandschuhe überziehen. Morgens ist die Haut wieder zart.

Ölpackung

1 Eßlöffel reines Pflanzenöl (Weleda Mandel-Gesichtsöl, Wildrosenöl oder Calendula-Hautöl; Wala Moor-Lavendel-Hautöl oder Rosen-Öl; Tautropfen Ringelblumen-Hautöl oder Sano Johannisöl) im Wasserbad erwärmen, großzügig auf die gereinigten Hände und Unterarme verteilen, feuchtheiße (warme) Kompressen (Gästehandtuch) abdeckend auflegen, mit wärmender Umhüllung (z. B. Wollschal) 20 bis 30 Minuten ruhen lassen. Ergebnis: eine wunderbar durchwärmte und «durchfettete», samtweiche Haut.

Fertig-Gesichtsmaske für die Hände

Unkompliziert in der Anwendung, dabei sehr effektiv in der Pflegewirkung, insbesondere bei geröteter, brennender und schrundiger Händehaut:

- Weleda Iris Intensiv-Pflegemaske mit guter feuchtigkeitsstabilisierender Wirkung
- Weleda Mandel-Gesichtsmaske bei allergisch disponierter Haut, sehr beruhigend
- Dr. Hauschka Gesichtsmaske zum Anrühren, sehr guter tiefenreinigender Effekt, besonders für durch Landarbeiten «geschundene» Hände.

Bewährte Hausmittel für die «Handpackung»

- Sahnequark dick aufstreichen, oder Haferflockenbrei auflegen, oder Hände im Kartoffel-Kochwasser oder Kartoffelschalenwasser (roh) baden
- *Handbäder:* Hand-, Armbäder haben neben der pflegenden auch eine wichtige gesundheitsfördernde Bedeutung. Sie verbessern die Blutzirkulation in der Peripherie und haben eine positive Rückstrahlung auf das Herz, vor allem auf die Durchblutung der Herzkranzgefäße. Eine halbe Stunde Bettruhe danach ist anzuraten. Unsere zirkulierenden Flüssigkeitsströme erfahren eine Stärkung; der Ätherleib wird «angesprochen».
- *Kräuter-Handbäder:* Bei kalten, schlecht durchbluteten Händen einige Tropfen Weleda oder Dr. Hauschka Rosmarinbad auf 2 bis 3 Liter Wasser (37 °C)
- Salvia-Fußbad von Dr. Hauschka als Handbadzusatz bei Neigung zu feuchten, schwitzenden Händen; gleiche Anwendung wie oben
- Kastanienbad von Weleda bei schmerzhaften Zuständen im Bereich der Fingergelenke; Anwendung siehe oben
- Eichenrindenbad bei Hautschäden durch Frost; als Extrakt in Apotheken und Drogerien erhältlich
- *Hand-Ölbad:* In einer flachen Schüssel 1 Teelöffel Pflanzenöl (z. B. Wala Schlehenblütenöl, Weleda Wildrosenöl oder Weleda Calendula-Hautöl) in 2 bis 3 Liter warmem Wasser gut verteilen, Hände ca. 15 Minuten darin baden, Wasser abstreifen und Hände einige Stunden warm und trocken halten.

Zusätzliche Maßnahmen: Behandlung von Altersflecken / Pigmentflecken an den Händen

Wer auf chemische Bleichmittel verzichten möchte, hat nicht viel Auswahl. Einzig empfehlenswertes Fertigpräparat: Brunnenkresse-Creme von Firma Hübner (Reformhaus). Eine leichte Bleichwirkung kann mit Zitronensaft, Lindenblütentee und Petersilienwasser-Kompressen erreicht werden (einen Bund Petersilie einige Stunden in warmem Wasser einweichen, Mullbinde oder dünnes Tuch damit tränken und auf die Pigmentflecken legen).

Pflege, Störungen und Schäden der Nägel

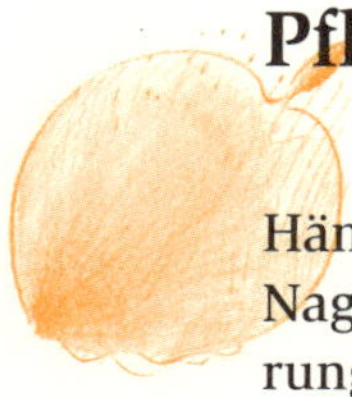

Hände und Nägel sagen viel über den Gesundheitszustand aus. Die Nageldiagnose dient dem Arzt und der Kosmetikerin zur Abklärung von Krankheiten bzw. Veranlagung (Disposition) dazu.

Wie sieht ein «idealer» Nagel aus?

Der «ideale» Nagel ist leicht gewölbt, etwas länger als breit, hat eine glatte Oberfläche ohne Rillenbildung, zeigt eine rosige Färbung, einen kleinen Mond und natürlichen Glanz.

Veränderungen

Veränderungen können auftreten an Nagelform und -farbe. So kann zum Beispiel der «Uhrglasnagel» auf Störungen der Lungenfunktion oder der bläuliche Nagel auf eine geschwächte Herzfunktion hinweisen. Viele Längsrillen deuten auf Osteoporose oder degenerative Gelenkerkrankungen hin, weiße Flecken auf übermäßige Harnsäure.

Ursachen für Nagelstörungen

Die Ursachen für Nagelstörungen können auch auf mechanische Verletzungen der Nagelwurzel, chemische Einwirkungen, Strahlen, auf Entzündungen am Nagelbett zurückzuführen sein, wie sich dies bei Querfurchen diagnostizieren läßt. Außerdem gibt es eine Reihe von klassischen Nagelstörungen, denen ein Mangel an bestimmten Nährstoffen zugrunde liegt. Dazu zählen Spaltnägel, brüchige Nagelplatten, Hohlkerbenbildung und der Löffelnagel.

So sind zum Beispiel eisenhaltige Enzyme und schwefelhaltige Aminosäuren für die gesunde Ausbildung der Nagelplatte unerläßlich. Außerdem bilden sich weiche oder spröde Nagelplatten aus, wenn Kalzium und Magnesium fehlen.

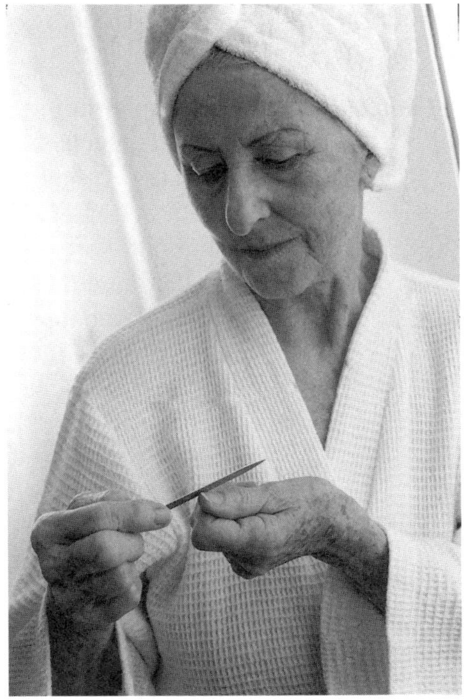

Abb. 17: Nagelpflege

Unter Berücksichtigung der hier gegebenen Reinigungs- und Pflegeempfehlungen für die Haut der Hände bekommen die Nägel automatisch, sozusagen en passant, ihr «Fett» ab. Wird eine zusätzliche Pflege nötig, kann besonders die Anwendung von Dr. Hauschka Neem-Nagelöl hilfreich sein.

Präparative Pflege der Nägel

Zur Vorbeugung oder zum Ausgleich von bereits vorhandenen Schäden werden 1 bis 2 Tropfen morgens und abends auf den Nagel aufgetragen und mit leichtem Druck von der Nagelspitze bis zur Nagelhaut einmassiert, unter Einbeziehung des Nagelhautbogens. Nach einigen Minuten Einwirkungszeit Reste mit Tuch abnehmen. Das Öl enthält einen Auszug aus den Blättern des indischen Neem-Baumes, dessen hautregenerierende Funktion bei den Einheimischen bekannt ist. Es dringt tief in die Nagelwurzel und die empfindliche Nagelhaut ein und trägt zur Bildung einer gesunden Nagelsubstanz bei.

Nagel-Ölbad

Wunde Fingerkuppen, eingerissene Haut am Nagelfalz und/oder spröde Fingernägel können durch folgende «Sonderzuwendung» wesentlich verbessert werden.
Anwendung: In zwei kleinen Schälchen je 1 Eßlöffel Weleda Mandel-Gesichtsöl geben und im Wasserbad erwärmen. Die Fingerspitzen hineinstellen, 10 Minuten baden. Anschließend das Öl am Schälchenrand abstreifen und den Ölrest von der Nagelspitze zum Halbmöndchen hin einmassieren. Eventuell über Nacht Baumwollhandschuhe anziehen. Das Öl kann mehrmals verwendet werden.

Mechanische Pflege der Nägel Alle Instrumente, die zur Nagelpflege verwendet werden, sollten solide «Werkzeuge» sein.

Diätische Pflege der Nägel Die Empfehlungen für Nahrungsergänzungsmittel, wie sie im folgenden gegeben werden, gelten sowohl für die Nägel als auch für die Haare. Nägel und Haare sind Anhangsgebilde der Haut. Wenngleich der «gewordene» Nagel, das «gewordene» Haar im biologischen Sinne tot sind, liegt dem Gewordenen zeitlebens doch auch das Werdende gegenüber. Ständige Aufbauprozesse schaffen Neues, ständige Abbauprozesse führen die Neubildung in die Verfestigung. Insofern haben wir immer die Möglichkeit, auf das Werdende Einfluß zu nehmen, wenn Handlungsbedarf besteht, zum Beispiel durch gesunde Ernährung und sinnvolle Ergänzungsmittel. Nur durch eine vollwertige Ernährung und gegebenenfalls durch gezielte Nahrungsergänzungsmittel können alle Stoffe zugeführt werden, die zum Aufbau der Hornsubstanz des Haares und der Nägel wichtig sind: Kieselsäure, Kalk, Vitamin-B, Eisen, Jod, Schwefel.

Die wichtigsten natürlichen Lieferanten sind die Vollgetreide Gerste, Hafer, Hirse, Weizen, Buchweizen, Roggen, Grünkern, Mais. Frisch geschrotet oder gemahlen lassen sie sich zu vielen leckeren Speisen verarbeiten; auch das ganze gequollene und gekochte Korn schmeckt vorzüglich. In Reformhäusern und Naturkostläden gibt es eine Fülle von anregenden Rezepten. Besonders die Kochbücher von Marlis Weber, Dr. Udo Renzenbrink und Hanna Dengler / Anna Rohlfs-von Wittich (siehe Literaturhinweise) bringen neben Gesundheit auch Genuß und Freude.

Von den innerlich einzunehmenden «Kurmitteln», mit denen der Markt überschwemmt ist, halten nur wenige einer kritischen Inhaltsüberprüfung stand: zu viel «künstliche Welt», also synthetisch hergestellte Vitamine oder Wirkstoffkomplexe, und zu viel Werbeversprechungen! Wenn im einen oder anderen Fall (zum Beispiel nach Krankheiten) eine wieder aufbauende Nahrungsergänzung angezeigt ist, sollten die zuzuführenden «Wirk-Stoffe» aus einem natürlichen Zusammenhang stammen.

Empfehlenswert sind:

- *Silicea-Balsam,* das besondere Kieselsäure-Präparat von Firma Hübner (Reformhaus), täglich 1 Eßl. einnehmen über 3 bis 4 Monate.
- *Kiesel-Nahrung* von Wala, morgens und abends je 1 gestr. Teel., mit etwas Flüssigkeit einnehmen.
- *Silicea D4 / D6* von Weleda (apothekenpflichtig), 1 bis 3 x täglich eine Messerspitze einnehmen.
- *Nährkraftquell* von Weleda, wohlschmeckende Kautablette zur Unterstützung der verschiedenen Stoffwechselprozesse im Organismus (bessere Verwertung der Nahrungsgrundstoffe, positiv für Eisen- und Kalkhaushalt), täglich 3 bis 6 Tabletten kauen.
- *Aufbaukalk 1 und 2* von Weleda zur Förderung der Kalkverwertung aus der Nahrung, morgens 1 Messerspitze Aufbaukalk 1, abends Aufbaukalk 2.
- *Dr. Metz Panaktiv,* zellulär-flüssige Bierhefe, stellt ein nahezu vollkommenes Wirkstoffgefüge dar (17 verschiedene Vitamine, 16 Aminosäuren, 14 Mineralstoffe und Spurenelemente – auch Selen, Zink, Biotin) und ist von besonderer Bedeutung für die Aktivierung des Gesamtstoffwechsels. Tagesdosis im Verhältnis 1 : 1 mit Saft oder Sprudel mischen. Kur mit 12 Flaschen 1 bis 2 mal jährlich empfohlen.

Dekorative «Pflege»

Naturkosmetik und Nagellack? Eigentlich schließen sich diese beiden Dinge aus. Ein Nagellack enthält filmbildende Substanzen, Kunstharze, Weichmacher, Farbpigmente und Lösungsmittel (Toluol, Butyl-, Amyl-, Ethylacetat u.a.). Zum Nagellackentfernen werden ebenfalls Lösungsmittel benötigt, wie bereits erwähnt, oder Aceton.

Alternative Nagellacke und -lackentferner gibt es nicht. Einzige Ausnahme, aber mit Verlust an Gebrauchsfreundlichkeit: der wasserlösliche Nagellack der Münchner Firma Rita Janda. Er läßt sich wie eine Folie vom Nagel wieder abziehen, muß allerdings nach jedem Händewaschen neu aufgetragen werden. Wer also auf lackierte Nägel nicht verzichten möchte oder aus ästhetischen Gründen nicht verzichten kann, muß die Chemie in Kauf nehmen. In vielen Fällen läßt sich das Nägellackieren auf einige besondere Anlässe reduzieren. Wer sein Hauptmerk auf gesunde schöne Nägel richtet, wird ohnehin seltener zum Lackfläschchen greifen. Mit diesem Kompromiß läßt es sich bestimmt auskommen.

Kunstfingernägel-Mode

Ein viel schwierigeres Problem gilt es nun anzusprechen. Ein deutliches Zeichen für ein gestörtes Verhältnis zur natürlichen Ausstrahlung ist die Zunahme der Kunstfingernägel-Mode (wobei der medizinisch oder ästhetisch notwendige Nagelersatz natürlich eine Ausnahme bildet). Ein ganzer Erwerbszweig mit Millionenumsatz bemüht sich um dieses «nail-styling». Aus synthetischer Modelliermasse werden Nägel geformt, auf die abgeschnittenen echten Fingernägel geklebt, entsprechend zugeschnitten und lakkiert. Lösungsmittel und Klebestoffe ruinieren die gesunde Nagelsubstanz. Nagelpilzinfektionen sind vorprogrammiert.

Bisweilen kann man die merkwürdigsten Gestaltungen sehen: überdimensional lange und spitze Fingernägel, die es fast unmöglich machen, sinnvolle Handarbeit auszuführen. Das Ich steckt dann nicht mehr in den Fingerspitzen, die Welt kann nicht mehr be-griffen werden.

Im Überblick: Handpflege

Handpflege hat eine lange Tradition. Gepflegte Hände gelten heute als sehr wichtige und persönliche «Visitenkarte» Das erste Gebot der Handpflege, die gründliche, aber schonende Reinigung, zu beachten ist oft gar nicht so einfach. Denn berufsbedingt sind viele Menschen zum häufigen Händewaschen mit aggressiven Reinigungsmitteln gezwungen. Oft werden dazu qualitativ schlechte Seifen oder andere Reinigungsmittel aus synthetischer Herstellung verwendet, die der Haut schaden können. Pflanzenseifen reinigen schonend und gründlich.

Handarbeit und Witterung greifen die Haut der Hände in besonderem Maße an. Durch Feuchtigkeits- und Fettmangel werden die Hände spröde und rissig. Sie bedürfen der aufbauenden, vorbeugenden und nachträglichen Pflege durch natürliche Cremes oder durch Handbäder mit Kräuter- oder Ölzusatz.

Es gibt unterschiedliche Ursachen für Nagelstörungen. Sie lassen sich durch eine vorbeugende, eine mechanische oder eine diätetische (ernährungsbezogene) Pflege beseitigen. Störungen zeigen einen Mangel an. Nagelschäden weisen auf organische Probleme hin. Hier sollte der Arzt zu Rate gezogen werden.

Nagelpflege mit der aktivierenden Wirkung von Naturkosmetik ist besonders zu empfehlen. In diesen «Hautanhanggebilden» sind ständig Aufbau- und Abbauprozesse im Gang, die oft großer Unterstützung bedürfen.

Zur Metamorphosenreihe der Zeichnungen von Hans-Jörg Palm

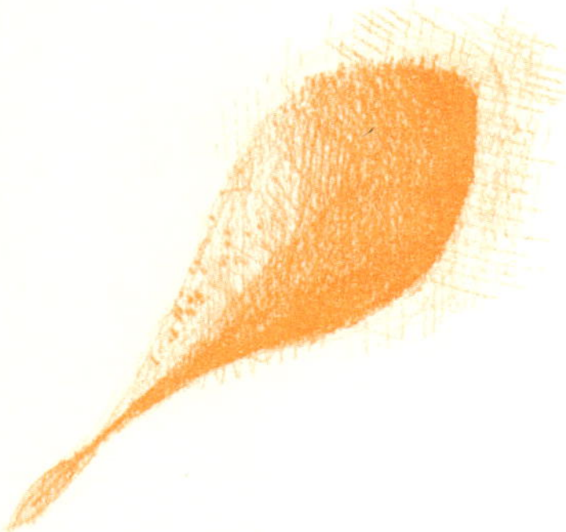

1

2

3

Die den Kapiteln vorangestellten Zeichnungen von Hans-Jörg Palm stellen für den Leser eine visuelle Hilfe dar, Entwicklungsprozesse, die sonst nur in den Gedankenabläufen eines Buchinhaltes wahrgenommen werden können, in bildlicher Form mitzuvollziehen. Der Leser kann sich dadurch die Entwicklung eines inhaltlichen Stromes bewußt machen. Auf dieser Doppelseite sind die Zeichnungen im Überblick anschaubar.

Die Zeichnungen begleiten auf freie Weise die Inhalte des Buches, sie sind keine konkrete Illustration, sondern entwickeln sich auf ihre spezifische Weise, analog der Entwicklungsvorgänge im Gedankenfluß des Textes.

Dieses Bewußtwerden von Entwicklungsprozessen bzw. Lebensprozessen – beide haben den gleiche Ursprung, die Sphäre des Lebendigen, des «Ätherischen» – kann dem Leser eine Hilfe sein, diese Prozesse wahrzunehmen und sie sich bewußtzumachen.

4

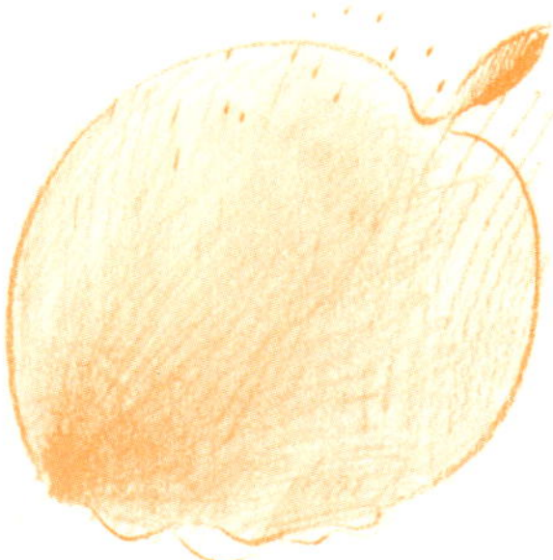

5

Der Künstler Hansjörg Palm

1959	geboren in Vaihingen/Enz
1982/83	Anthroposophisches Studienseminar, Stuttgart
1983-85	Bildhauereistudium, Alanus Kunsthochschule, Bonn
1985-86	Aufbaustudium Bildhauerei, Emerson College, London
1987/88	Naturwissenschaftliches Studienjahr, Goetheanum, Dornach
1989-93	Projekt Landschaftsgestaltung, Goetheanum, Dornach
Seit 1994	freischaffender Plastiker
Seit 1995	Zusammenarbeit mit K. Hansen (Unternehmensberatung)
Seit 1996	Mitglied im BBK – Südbaden

Ausstellungen und Kunstobjekte in Deutschland, Frankreich, Schweiz, England und Japan

Fachbegriffe – kurz erklärt

Adaption Anpassung
adstringierend zusammenziehend, blutstillend
Akne Hauterkrankung, entzündete Mitesser, Pusteln
Allergen Substanz, die allergische Reaktionen auslöst
Allergie Überempfindlichkeit mit Überreaktion des Abwehrsystems
Anatomie Lehre vom Körperbau
Anthroposophie ein Weg, Mensch und Welt nach Leib, Seele und Geist zu verstehen
Antibiotika synthetische Medikamente zum Abtöten von Bakterien
antiseptisch die Keimbildung hemmend
Arthrose chronische Gelenkentzündung
Ausschlag Hautentzündung
Besenreiser Erweiterung kleinster Venen
Biophotonenforschung Erforschung der kleinsten Lichtintensitäten in ihrer Auswirkung auf Lebewesen
Dermatitis Hautentzündung
Dermatologe Hautarzt
Dermatologie Lehre von der Haut und ihren Erkrankungen
Dermatose Hautkrankheit
Dreigliederung des Menschen Wirkungszusammenhang nach dem anthroposophischen Menschenbild von Nerven-Sinnessystem, Rhythmischem System und Stoffwechsel-Gliedmaßensystem
Ekzem Hautentzündung
Emulsion Verbindung von zwei nicht oder nur wenig ineinander löslichen Flüssigkeiten, z. B. Wasser und Öl
Erythem Hautrötung
Follikel kleiner Schlauch, Bläschen, z. B. Haarbalg
Hypertonie hoher Blutdruck
Hypotonie niederer Blutdruck
Inkarnat Hautfarbe des Menschen; Pfirsichblüt
Kapillarteil Haargefäßschicht; feinste Verzweigungen der Blut- und Lymphgefäße, welche der Zufuhr von Aufbaustoffen und dem Abtransport von verbrauchtem Sauerstoff dienen
Komedon Mitesser
Kosmetologie Forschung für die Praxis der Schönheitspflege auf der Grund-

lage von Biologie, Pharmakologie, Medizin und Psychologie

Liposom Transportsystem für wasserlösliche Wirkstoffe in tieferen Hautschichten

Lösungsvermittler Stoffe, die durch ihre Gegenwart wasserunlösliche Substanzen ohne Veränderung ihrer chemischen Struktur in Lösung bringen

Makrokosmos das Weltganze, das Weltall

Melanin gelbbraune bis braunschwarze Pigmente, die für die Haut-, Haar- und Augenfarbe verantwortlich sind

Melanom gelb bis schwarz gefärbte Geschwulst an Haut, Schleimhaut oder Auge

Mikrokosmos die Welt im kleinen als Abbild des Makrokosmos

Neem-Baum Baum aus dem nepalesischen Hochland, dessen Öl hautregenerierende Eigenschaften hat

Newtonmeter Einheit der Energie (Nm); 1 Nm = 1 Joule = 1 Ws (Wattsekunde)

NMF (Natural Moisturizing Factor) Natürlicher Feuchthaltefaktor der Haut

Oxidation Vereinigung eines Stoffes mit Sauerstoff; Verbrennung

O/W-Emulsion Öl-in Wasser-Emulsion (Wasser umschließt Öltröpfchen)

Ödem wäßriger Stau im Gewebe

pathogen krankheitserzeugend

pH-Wert Meßwert für Säuren und Basen, gibt die Wasserstoffionenkonzentration an

physisch die Natur, den Körper betreffend

Prophylaxe Vorbeugung, vorbeugende Behandlung

psychisch die Seele betreffend

psychosomatisch den Zusammenhang von psychischen Faktoren mit körperlichen Reaktionen betreffend

Regeneration Wiederherstellung

Resorption Aufnahme eines Wirkstoffes (in die Blutbahn)

Rhizom Wurzelstock

Sekretion Absonderung

Sklerodermie Systemerkrankung des Gefäßbindegewebes

Sklerose Verhärtung, Verkalkung

Substanzstrom in Lösung befindliche Nährstoffe

Talgzyste entsteht meist durch Stauung von Talgdrüsensekret

Transparenz Durchsichtigkeit, Durchlässigkeit

Tensid Waschgrundstoff mit ober- oder grenzflächenaktiver Wirkung

Tonus Spannungszustand, Elastizität und Reißfestigkeit der Gewebe

toxisch giftig

Turgor Spannungszustand der Gewebe in Abhängigkeit von Wasser (Prallheit der Haut)

Viergliederung des Menschen Darstellung nach Rudolf Steiner der Durchdringung der vier Ebenen des menschlichen Lebens: physischer Leib, Ätherleib, Astralleib, Ich-Organisation

W/O-Emulsion Wasser-in-Öl-Emulsion (Öl umschließt Wassertröpfchen)

Wärmeorganisation Wärmehaushalt und -regulation (zur Erhaltung der menschlichen Blutwärme)

Literaturhinweise

Bierach-Marquardt, Alfred: **Krankheiten erkennen und selbst behandeln.** Düsseldorf. Vergriffen.

Brauchle, Alfred: **Das große Buch der Naturheilkunde.** Gütersloh, 1957.

Brüggemann, W.; Uehleke, B.: **Kneipp: Vademecum pro medico.** Würzburg, 1991.

Burczyk, Aggy und Frank: **Kosmetiklexikon.** München, 1997.

Daems, Willem F.: **Denn der Himmel ist der Mensch und der Mensch ist der Himmel.** Dornach, 1993.

Damann, Rüdiger: **Öko-Test Ratgeber Kosmetik.** Reinbek/Hamburg, 1995.

Davis, Patricia: **Aromatherapie von A bis Z.** München, 1990.

Dengler, Hanna; Rohlfs - von Wittich, Anna: **Gemüse – Kräuter – Obst.** Stuttgart, 1982.

Eckstein, R.A.: **Kosmetologie.** Nürnberg, 1971.

Eckstein; Holzapfel; Walter: **Die Medizin muß noch ganz anders werden.** Dornach, 1994.

Faber, Stephanie: **Hobbykurs Kosmetik.** München, 1985. – **Das große Buch der Naturkosmetik.** Wien, 1997.

Fischer-Rizzi, Susanne: **Himmlische Düfte.** München, [12]1996.

Frey, Horst; Otte, Ilse: **Wörterbuch der Kosmetik.** Stuttgart, [2]1985.

Geiger, Rudolf: **Märchenkunde.** Stuttgart, 1982.

Glöckler, Michaela; Schürholz, Jürgen; Walker, Martin: **Anthroposophische Medizin.** Stuttgart, [13]1999.

Grohmann, Gerbert: **Die Pflanze.** Band 1, Stuttgart, [7]1991; Band 2, Stuttgart, [4]1991.

Hauschka, Rudolf: **Substanzlehre.** Frankfurt, 1946.

Hufeland, C. W.: **Makrobiotik oder die Kunst, sein Leben zu verlängern.** Jena, 1797; Neuauflage Stuttgart, 1958.

Hunkel, Karin: **Das Arbeitsbuch zur richtigen Farbentscheidung.** München, 1994.

Jachens, Lüder: **Hautkrankheiten ganzheitlich heilen.** Stuttgart, 1999.

Kirchberger, Horst: **Make-up. «Die neue Schule».** Augsburg, 1995.

Mc Keen, Thomas: **Wesen und Gestalt des Menschen.** Stuttgart, 1996.

Mees, L. F. C.: **Das menschliche Skelett.** Stuttgart, 1981.

Meyer-Camberg, Ernst: **Das praktische Lexikon der Naturheilkunde.** München, 1977.

Pelikan, Wilhelm: **Heilpflanzenkunde.** Band 1, Dornach, 51988; Band 2, Dornach, 31982; Band 3, Dornach, 21984.

Pietrulla, Helen und Herbert: **Anatomie und Physiologie. Kosmetische Chirurgie und Dermatologie.** Darmstadt, 1970. – **Kosmetische Materialkunde. Chemie und apparative Kosmetik.** Darmstadt, 1973.

Poser, Doris: **Ihr persönlicher Stil.** Stuttgart/Bern, 1989.

Primavera Life: **Ätherische Öle.** Sulzberg, 1998.

Renzenbrink, Udo: **Ernährungskunde aus anthroposophischer Erkenntnis.** Dornach, 31988.

Rosenkranz,Bernhard; Schwartau, Silke: **Kosmetik-Ratgeber.** Hamburg, 1991.

Schad, Wolfgang (Hrsg.): **Goetheanistische Naturwissenschaft.** – Band 2, Botanik. Stuttgart, 1982.

Schmidt, Michael und Antje: **Signale der Haut.** Baden-Baden, 1995.

Schwenk, Theodor: **Das sensible Chaos.** Stuttgart, 91995.

Steiner, Rudolf: **Grundlinien einer Erkenntnistheorie der Goetheschen Weltanschauung.** Gesamtausgabe (= GA) 2, Dornach, 71979.

Die Philosophie der Freiheit. GA 4, Dornach, 161995.

Theosophie. Einführung in übersinnliche Welterkenntnis und Menschenbestimmung. GA 9, Dornach, 311987.

Wie erlangt man Erkenntnisse der höheren Welten? GA 10, Dornach, 241993.

Die Geheimwissenschaft im Umriß. GA 13, Dornach, 301989.

Trommsdorff, Joh. Barthol.: **Kallopistria oder die Kunst der Toilette für die elegante Welt.** Wien, 1805.

Usteri, Alfred: Pflanzen–Wesen. Dornach, 21989.

Usteri, Alfred; Daems, Willem F.: **Die Pflanzenwelt im Jahreslauf.** Dornach, 1987.

Waniorek, Linda: **Naturkosmetik für jeden.** München, 1986.

Weber, Marlis: Vollkornbackbuch. Weil der Stadt, 1993.

–: Vollwertküche für 1 Person. Weil der Stadt, 1994.

Will, Reinhold D.: **Geheimnis Wasser.** München, 1993.

Wollner, Fred; Dr. Rieder, Beate: **Duftführer.** München 1993.

zur Linden, Wilhelm: **Geburt und Kindheit.** Frankfurt, 131991.

Nützliche Adressen

WELEDA AG Schweiz
Stollenrain 11
CH-4144 Arlesheim
Tel. 0041 - 61 - 7 05 21 21
Fax. 0041 - 61 - 7 05 23 10

WELEDA AG Deutschland
Möhlerstraße 3–5
73525 Schwäbisch Gmünd
Tel. 07171 - 919-0
Fax. 07171 - 919-424
WWW.weleda.de
(Weleda Deutschland)

Die Weleda AG fördert die Verbreitung der anthroposophischen Medizin u. a. durch die Herausgabe der „Weleda Nachrichten", die viermal jährlich kostenlos auf Anfrage an Abonnenten verschickt werden. Die WN enthalten informative Aufsätze zu verschiedenen Themen des Lebensbereichs Gesundheit und Krankheit.

Wala Heilmittel GmbH
Postfach 11 91
73085 Eckwälden / Bad Boll
Tel. 07164 – 93 0-0
Fax. 07164 - 93 - 930-297

Die Körperpflegemittel der Wala GmbH sind unter dem Namen „Dr. Hauschka Kosmetik" bekannt.

Tautropfen
Poststraße 10
83132 Pittenhart / Chiemgau
Tel. 08624 - 45 90
Fax. 08624 - 42 65

Klosterlaboratorium Lorch
A. Petersen KG
73547 Lorch
Tel. 07172 - 74 25

Angelika Trenkle
Aubweg 32
97990 Weikersheim
Tel. 07934 - 30 27
Fax. 07934 - 33 00

Die Körperpflegemittel von A. Trenkle sind unter den Namen «Miéla« und «florin» bekannt.

I & M
Helmholtzstraße 2-9
10587 Berlin
Tel. 030 - 391 10-91
Fax. 030 - 391 10-93

Martina Gebhardt
83935 Rott
Tel. 08194 - 6 79
Fax. 08194 - 17 97

Alverde Naturkosmetik
Futura GmbH
Carl-Metz-Straße 1
76185 Karlsruhe

Alverde-Produkte werden exklusiv in dm-Märkten und Alnatura-Läden verkauft

Versandhandel für Produkte ökologisch orientierter Hersteller

Alnatura
Fachgeschäfte für biologische Produkte, überregional; Ladengeschäfte z.B. in Mannheim Karlsruhe, Kassel

Panda Versandhandel GmbH
Postfach 622
76260 Ettlingen
Tel. 07243 – 32 32 42
Fax. 07243 – 51 81 03

Naturata GmbH
Rengoldshauser Str. 21
88662 Überlingen
Tel. 07551 – 64 52 4
Fax. 07551 – 95 16 33

Waschbär Versand GmbH
Wilhelmstr. 24a
79098 Freiburg
Tel. 0761 – 13 06-140
Fax. 0761 – 13 06-150

Naturpflege Fachversand B & W
Grenzweg 5-7
42555 Velbert
Tel. 0180 - 23 45 45
Fax. 01805 – 23 41 41

Weitere Adressen

Massage Ausbildungsstätte „Margarethe Hauschka-Schule“
Gruibinger Straße 29
73087 Boll

Fa. Aquädukt
Geräte für levitiertes Wasser
Postfach 6
82344 Andechs

Dingfelder Verlag
Literatur über levitiertes Wasser
Postfach 6
82344 Andechs

Pharmakologisches Institut der Universität Tübingen
Universität Tübingen
Wilhelmstraße
72074 Tübingen

Öldispersionsgeräte
Jungebad Apparatebau
Heckenweg 30
73087 Bad Boll
Tel. 07164 – 1 44 61
Fax. 07164 – 1 44 60

Kneipp Zentral-Institut
86825 Bad Wörishofen

Colori-Forum für Fachberatung
Mühlwiese 6
65779 Kehlheim
Tel. 06195 – 7 48 05